L'ÉTABLISSEMENT DÉPARTEMENTAL

DES

EAUX & BOUES

THERMO-SULFUREUSES

DE SAINT-AMAND

(NORD).

PAR

Victor CROIX

Professeur de Physique au Collège Communal de Saint-Amand.
OFFICIER D'ACADÉMIE.

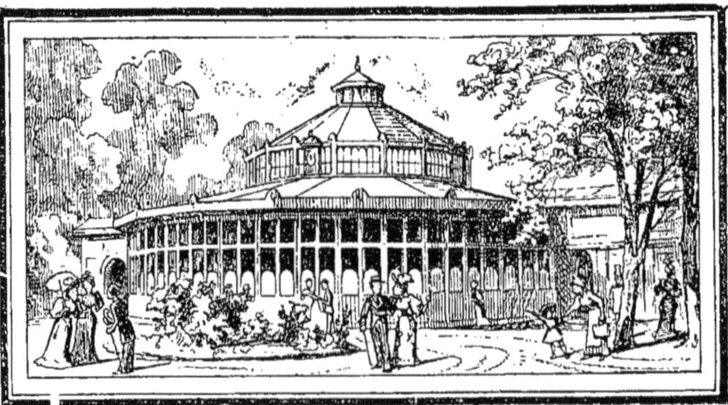

SAINT-AMAND
Imprimerie E. GOUY, rue Thiers, 5.
1896

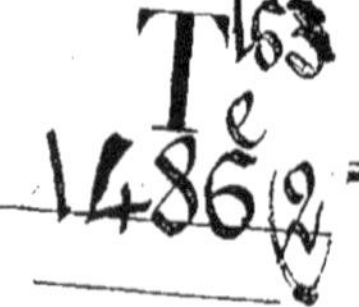

L'ÉTABLISSEMENT DÉPARTEMENTAL

DES

EAUX & BOUES

DE SAINT-AMAND (Nord).

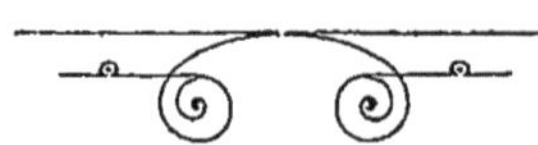

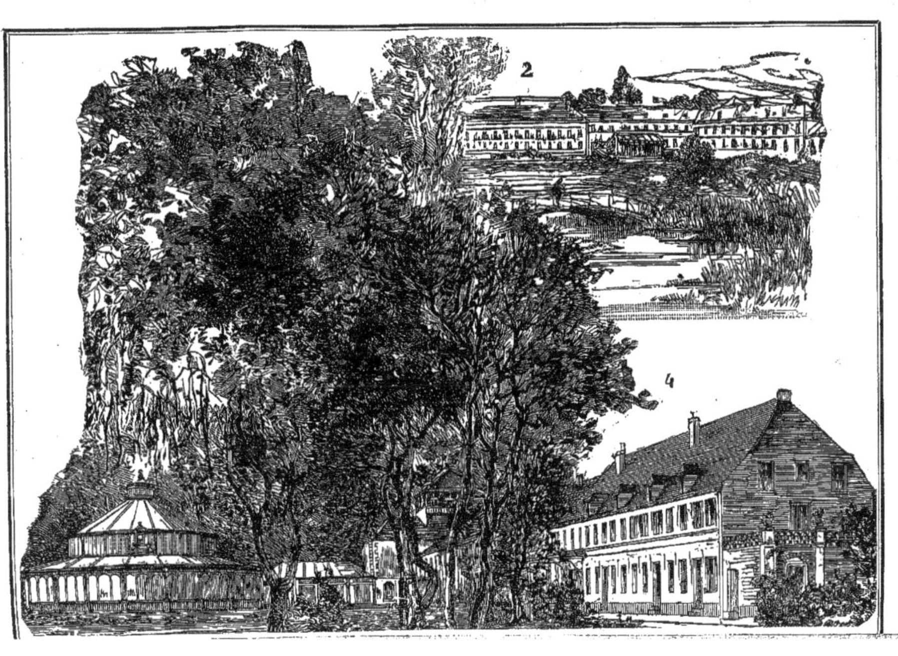
2
4

L'ÉTABLISSEMENT DÉPARTEMENTAL

DES

EAUX & BOUES

THERMO-SULFUREUSES

DE SAINT-AMAND

(NORD).

PAR

Victor CROIX

Professeur de Physique au Collège Communal de Saint-Amand.
OFFICIER D'ACADÉMIE.

«*Fournir au lecteur des preuves*
« *à l'appui de ce qu'on*
« *avance et dans la mesure*
« *du possible le document*
« *lui-même.*

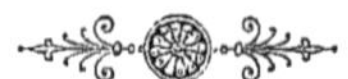

SAINT-AMAND
Imprimerie E. GOUY, rue Thiers, 5.
—
1896

DES EAUX & BOUES DE ST-AMAND

(Nord).

Les sources thermo-minérales sulfureuses de Saint-Amand à l'époque gallo-romaine.

Des recherches anthropologiques et archéologiques ont démontré, qu'outre la race des Ibères qui occupait l'espace limité entre la Garonne et l'Océan Atlantique, il existait dans la Gaule deux types de races bien distincts : au premier type petit, brun et brachycéphale se rattachaient les Galls ou les Celtes, qui peuplaient les contrées au sud de la Seine ; au second, grand, blond et dolichocéphale, les Belges ou Kymris qui habitaient au nord de la Seine.

Deux cents ans avant l'ère chrétienne, quatre tribus d'origine germanique conquirent notre pays : 1° Les Morins qui s'établirent entre la Lys et la mer du Nord; 2° Les Ménapiens entre la Lys et la Scarpe; 3° Les Atrébates, entre la Scarpe et l'Escaut; 4° Les Nerviens, dans la partie du Hainaut et du Cambrésis à droite de l'Escaut.

Après neuf années de luttes et de travaux, Jules César parvint à soumettre ces quatre tribus, qui firent alors partie de la deuxième province (Belgique,) qui avait Reims pour capitale. Cette province fut divisée en quatre cités qui correspondaient aux territoires occupés par les quatre tribus gauloises:

1· La cité du pays de Térouanne (*Civitas Morinum*).

2· La cité du pays de Tournay (*Civitas Tornacensium*).

3· La cité du pays des Atrébates (*Civitas Atrabatum*).

4. La cité du pays Nerviens (*Civitas Camaracensium*).

La *civitas* se divisait en un certain nombre de *pagi* ou cantons.

Ainsi les Gaulois qui habitaient la colline qui sépare la vallée de la Scarpe de celle de l'Escaut, depuis Hauterive jusqu'à Bouchain, appartenaient, sans doute, au Pagus Ostre-

bannus ou Ostrevant. Les Romains, ces durs conquérants des
Gaules, pour essayer de courber sous le joug de la
domination impériale ces tribus germano-belges, qui conser-
vaient même après la conquête, leur sauvage indépendance,
établirent des stations militaires, à Bagacum (Bavai) dans le
Hainoensis, à Fanum Martis (Famars) dans le Fanomartensis,
à Cameracum (Cambrai) dans le Cameracensis, etc., des camps
retranchés et des routes stratégiques connues maintenant sous
le nom de chaussées Brunehaut.

A la chute de l'empire romain ces routes formée de silex
et de grés souvent mêlés à de la chaux disparurent sous une
couche d'alluvions pluviales et d'herbes. La reine d'Austrasie,
Brunehaut, fit réparer celles de notre pays, qui faisait alors
partie de son royaume, et le peuple dans sa reconnaissance
leur donna le nom de la malheureuse femme de Sigebert,
nom qu'elles conservent encore aujourd'hui.

Si, pendant les longs siècles d'invasions et de guerres qui
suivirent la chute de l'empire romain, les grandes voies militaires disparurent ainsi sous un manteau de terre, d'herbes
et d'arbrisseaux, les autres travaux, accumulés pendant cinq
cents ans de civilisation, furent en partie anéantis.

Dans la Gaule redevenue à demi-sauvage les thermes de
Saint-Amand furent abandonnés ou détruits.

Car la découverte de ces eaux thermales remonte à une haute
antiquité, très probablement à l'occupation romaine.

Les Romains qui ont construit à deux kilomètres de la
Fontaine-Bouillon, à travers les forêts de Raismes et de
St-Amand, une chaussée conduisant de Bagacum (Bavai) capitale des Nerviens, à Turnacum (Tournay), par St-Vaast-la-Val-
lée, la Flamengrie, Bry, Sebourg, Onnaing, Escaupont (Pons-
caldis), Hauterive (Alta ripa), Thun et Maulde; qui ont bâti
un oppidum à l'extrémité de la colline de Hauterive, à l'endroit
où s'élevait au XIII siècle le château du Locron, qui défendait
le passage de la Scarpe; qui ont élevé au sommet de la colline
de Bruille-Hauterive un temple à Mercure, détruit plus tard
par Saint Amand, qui le remplaça par un oratoire, avaient certainement remarqué les eaux thermales de St-Amand, signa-
lées au loin par les nuages de vapeurs condensées qui flot-
taient, pendant une grande partie de l'année à leur surface.

Si la colonie romaine de Hauterive n'a pas employé les eaux tièdes et sulfureuses de la Fontaine Bouillon en boisson, elle les a certainement utilisées en bains. Car l'usage des bains était général chez les Romains. Ils avaient même apporté dans leur pratique de grands raffinements et déployé dans la construction et la décoration des établissements publics, destinés à cet usage, un luxe et une magnificence extraordinaire.

. Peut être les Romains ou Gallo-Romains d'Alta Ripa, de Pons Scaldis, de Turnacum, de Bagacum etc. avaient-ils déjà consacré nos eaux minérales et thermales à la cure des maladies.

Quoi qu'il en soit la découverte de vestiges de constructions romaines ou gallo-romaines nous prouve l'antiquité de la station thermale de St-Amand.

Les travaux exécutés, en 1698, à la Fontaine Bouillon, sous la direction de M. de Mesgrigny, gendre de Vauban, ingénieur et lieutenant général, (commandant de corps), ont mis à nu une série de petites loges en maçonnerie. « On y a, dit M. Morand, célèbre chirurgien de Paris, dans un mémoire adressé à l'Académie des sciences, trouvé un petit autel de bronze avec les principaux traits de l'histoire de Remus et de Romulus en relief, dont j'ai fait l'acquisition ; une petite statue du dieu Pan, plusieurs Cupidons et quantité de fragments de vases antiques, faits d'une terre bolaire fine rougeâtre, telle que celle de Bucaros, etc. »

On y a aussi trouvé à cette époque, selon Brassart, médecin pensionnaire de la ville de St-Amand et Mignot, médecin des hôpitaux du roi à Mons, plus de deux cents statues de bois, dans la plus ancienne des fontaines de Bouillon. « Ces statues, « avaient douze à treize pieds de haut et étaient si défigurées, « qu'il était impossible d'en distinguer les traits, excepté quel-« ques-unes auxquelles l'on voyait des casques et des lances. « Deux autres avaient leurs cheveux négligés et leurs manteaux « traînants; l'une tenait en mains un grand anneau et un en-« fant près d'elle portant un écusson uni à la romaine, »

On trouva aussi dans les boues de la fontaine Bouillon des médailles à l'effigie de Jules César, Auguste, Vespasien Néron, Trajan etc. De plus, les mineurs du roi, occupés à ces travaux, découvrirent, au bord de la Fontaine Bouillon, un pavé qui conduisait vers le midi, c'est-à-dire vers la chaussée romaine d'Escaupont, et des fondations en forme de petites loges, dont la maçonnerie résistait à la pioche.

D'un autre côté, l'abbé Dubois, dit Brassart, en faisant «fouiller dans les entrailles de la terre de la colline de Haute-«rive, où Saint Amand avait établi son premier oratoire, sur les «débris de l'idole de Mercure, adoré des Romains, trouva «des sépultures de Romains, des ossements brûlés, des cru-«ches à cendres, des fioles, des bouteilles, des plats de terre, «des miroirs d'acier poli, des figures de coq, et des mé-«dailles de Néron, Vespasien, Domitien et de tous les empe-«reurs qui ont régné et résidé à Tournay etc.... »

Tout semble donc prouver que les Romains avaient établi à Fontaine-Bouillon des Thermes, qui furent fréquentés pendant plus de deux siècles par les Gallo-Romains de Bavai, Cambrai Tournai et des villes voisines.

L'invasion des barbares, qui détruisit les monuments antiques de tout genre, n'épargna pas davantage les thermes de Fontaine-Bouillon. Mais la réputation de ses eaux minérales chaudes se transmit de génération en génération chez les Gallo-Romains du bassin de l'Escaut.

Guérison de l'Archiduc Léopold, gouverneur des Pays-Bas.

Les eaux minérales de Fontaine-Bouillon avant acquise au XVIIe siècle une grande renommée pour la guérison de la goutte et de la gravelle. Aussi, le médecin de l'archiduc Léopold, gouverneur des Pays-Bas, conseilla-t-il à ce dernier, l'usage de ces eaux minérales en boisson, « pour la guérison de sa colique néphrétique, causée par le gravier », La réputation de la Fontaine-Bouillon était alors si grande que l'archiduc Léopold n'hésita pas à se rendre, après la bataille de Lens (1648), à St-Amand et il y fut guéri « par l'usage intérieur de ses eaux »

Par reconnaissance, l'archiduc engagea l'abbé de St-Amand, propriétaire de la cense de Bouillon et de la source à y faire les réparations nécessaires à la conservation de la pureté de l'eau minérale.

L'abbé de St-Amand était alors Dom Nicolas du Bois, qui fit rebâtir, en 1632 son monastère, construire, en 1633, la tour, classée aujourd'hui comme monument historique et reconstruire de 1648 à 1683 l'église abbatiale

La fontaine Bouillon se trouvait dans une prairie de la cense à laquelle elle avait donné son nom. Cette cense était entourée par la forêt de St-Amand, qui appartenait à l'abbaye de Saint-Amand.

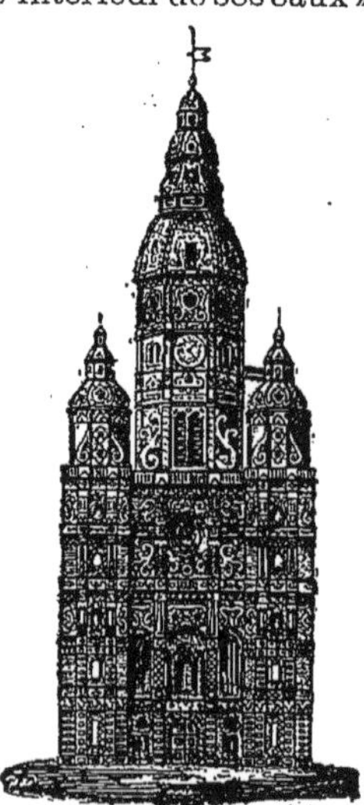

La Tour

Les fermiers nommés Hornez, qui occupaient de père en fils cette cense, laissaient boire et emporter l'eau de cette fontaine par les nombreux malades qui venaient y chercher soulagement et souvent guérison. Les eaux minérales de cette source étaient alors assez abondantes pour fournir au moulin de la cense de Bouillon, la force motrice dont il avait besoin pour fonctionner une partie de la journée.

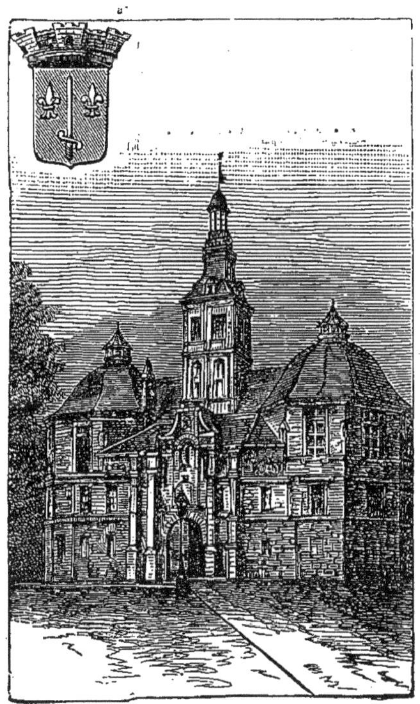

Entrée principale de l'Ancienne Abbaye de St-Amand.
Monument nouvellement restauré et à usage d'Hôtel-de-Ville.

L'hiver et au moment des grandes pluies, les eaux de la prairie tourbeuse et de la forêt venaient se mélanger à celles de Bouillon, qui chariaient alors, disent les contemporains, du bois pourri, du charbon et autres matières étrangères, ce qui les rendaient peu agréables à boire.

C'est alors qu'on s'avisa de construire un coffre de maçonnerie en rond, sur un cercle de bois suspendu en l'air par quatre cables. Lorsque cette maçonnerie fut bien séchée et raffermie, on la descendit perpendiculairement dans le bassin de la source, au fond duquel on avait placé transversalement une grosse poutre, de 30 pieds de long, qui devait servir d'appui. Mais ce coffre de maçonnerie rencontra quand on le lâcha, un fond moins solide d'un côté que de l'autre, il se renversa et forma sur l'embouchure de la source une sorte de voûte dont le diamètre paraissait avoir 8 pieds. Les eaux se trouvant alors comprimées et arrêtées à leur sortie de la terre, se firent jour à dix pas de côté, à l'est de l'ancienne source, et formèrent une nouvelle fontaine, d'abord appelée par Héro- guelle, *Grand Bouillon* et plus tard *Pavillon ruiné*, parce que le pavillon construit en 1716, pour mettre cette source à l'abri des intempéries de l'air, s'écroula en 1727. Il fut remplacé par de petits arcades en bois sur lesquelles on tendait des toiles.

Les travaux commencés vers 1649 furent souvent inter- rompus par les guerres continuelles qui éclatèrent depuis cete époque entre la France et l'Espagne.

Ce ne fut qu'en 1697, comme le rappelle une inscription placée au-dessus de la porte principale de notre établissement thermal, que le Maréchal de Boufflers, alors gouverneur de la Flandre française, les fit reprendre et pousser avec activité, sous la direction supérieure de Vauban.

CETTE FONTAINE,

AUTREFOIS CULTIVÉE PAR LES ROMAINS, NÉGLIGÉE ENSUITE
ET IGNORÉE JUSQU'A NOUS,
ENFIN RECONNUE A SES EFFETS MERVEILLEUX,
MAIS PRESQUE INACCESSIBLE ET CONFONDUE
DANS UN MARAIS, A ESTÉE RÉPARÉE ET EMBELLIE D'AVENUES
POUR L'UTILITÉ PUBLIQUE,
SOUS LE RÈGNE DE LOUIS-LE-GRAND,
PAR LES ORDRES DU MARESCHAL DUC DE BOUFFLERS,
COMMANDEUR DES ORDRES DU ROY,
COLONEL DU RÉGIMENT DES GARDES FRANÇAISES,
GOUVERNEUR GÉNÉRAL DES FLANDRES, ETC.,
L'AN DE GRACE MDCLXXXVIII.

Reconnaissance officielle des Vertus thérapeutiques des Eaux de St-Amand.

Héroguelle, médecin à Arras, à Tournai, puis docteur pensionnaire de l'Abbaye et de la ville de Saint-Amand, ayant obtenu des guérisons inespérées par l'emploi en boisson des eaux thermales de Saint-Amand, publia sur ces eaux des ouvrages qui répandirent au loin leur réputation comme agent thérapeutique.

Peu de temps après M. Brisseau, médecin du roi à Tournay, et plus tard, intendant des eaux minérales de Saint-Amand, séjourna, par ordre de la cour, deux mois à la Fontaine-Bouillon, pour y juger des effets curatifs des eaux. Témoin de leurs bons effets, il leur donna par sa réputation et la confiance qu'il leur accorda une grande célébrité.

La province ne tarda pas à retentir du bruit des cures, opérées par ces eanx. « Les Flamands, dit Demèsville, « autrefois très incommodés par la gravelle y trouvaient « toujours du soulagement, souvent même la guérison ». Ce fut alors que les villes voisines se cotisèrent poɪr faire les réparations nécessaɪres à ces sources. Cependant la guerre étant encore survenue, les travaux ne commencèrent qu'en 1697.

Ce n'est donc qu'à la fin du XVIIᵉ siècle, sur les conseils de Fagon, son médecin et du maréchal de Boufflers, que Louis XIV chargea Vauban et de Mesgrigny, d'établir à Fontaine-Bouillon, les bâtiments nécessaires à l'utilisation des eaux.

Ce fut alors, dit un rapport de l'intendant du Hainaut, *«qu'elles «furent reconnues officiellement des eaux minérales très utiles pour «la guérison de différentes maladies* et pour procurer à ceux qui «en font usage le parfait rétablissement de leur santé ou un «grand soulagement à leurs maux ».

« Depuis l'année 1693, la réputation de ces eaux s'était répandue dans toutes les parties du royaume et même dans les pays étrangers. Ce qui a engagé un grand nombre de personnes malades, de toutes conditions, entre lesquelles on a vu des princes, dont plusieurs distingués, qui ont éprouvé es effets salutaires des mêmes eaux et boues. » (I).

Une découverte aussi importante pour le bien de l'humanité avait attiré l'attention de Louis XIV et l'avait déterminé à faire construire dans la cour de la cense de Bouillon, d'abord le bâtiment d'une fontaine, puis d'autres établissements et ouvrages pour faciliter l'usage des bains

Le but principal des travaux qui commencèrent en 1697, était d'entourer, à une certaine distance, par une bonne maçonnerie, le bassin de la Fontaine pour écarter les eaux étrangères, qui en se mêlant aux eaux minérales, altéraient leur pureté et diminuaient leur chaleur. D'après les calculs de Mesgrigny, les eaux étrangères à la première fontaine, l'ancien Bouillon, entraient alors pour un cinquième dans son débit, ce qui les refroidissait beaucoup.

Le travail fut confié à des mineurs du roi. Ces mineurs bien qu'ouvriers très habiles, rencontrèrent de grandes difficultés, et ce ne fut qu'avec beaucoup de peines qu'ils parvinrent à établir la maçonnerie qui devait entourer la fontaine.

« Au fur et à mesure que cette maçonnerie, dit Brassart, « chargeait les courants d'eau et qu'elle s'opposait au dévelop- « pement du gaz hydrogène sulfuré, ces fluides par un effet « résultant de leur pression, de leur concentration jetaient au « loin, avec fracas, leurs entraves, ainsi qu'une grande quantité « de sable; souvent ils renversaient en un instant l'ouvrage de la « journée. Un jour que l'on était le plus empêché à travailler « entre onze et douze heures, la Fontaine s'est tourmentée avec « tant de violence, qu'elle a jeté, en forme de torrent, plus de « seize charretées de sable et formé sur cette source, au bout « d'une heure, un glacis. Ce torrent s'abaissa et l'on marcha « avec confiance sur cet abîme. »

C'est en enlevant l'ancienne maçonnerie que les mineurs découvrirent les statues de bois, les vases et les médailles des empereurs romains, le pavé et les maçonneries dont nous avons parlé.

Quand les travaux furent achevés, le bassin d'une toise

(I) Archives de la ville de St-Amand. CC 3o liasse - 145 pièces, papier.

environ de profondeur, ne donna presque plus d'eau. On eut alors l'idée d'y faire arriver l'eau de la seconde fontaine, pour transformer la première en bains « Et quoique ces bains fussent seulement d'eau tiède, ils produisirent, dit Brassart, des effets surprenants sur les malades. »

En 1716, voyant que la première source ne reprenait pas son débit primitif, on mit la seconde fontaine à l'abri des eaux étrangères et on établit au dessus un pavillon qui s'écroula en 1727.

Mais la première source ayant rejailli tout-à-coup, en abondance, on négligea la seconde qui porta alors le nom de *Pavillon ruiné* et de *Fontaine négligée*.

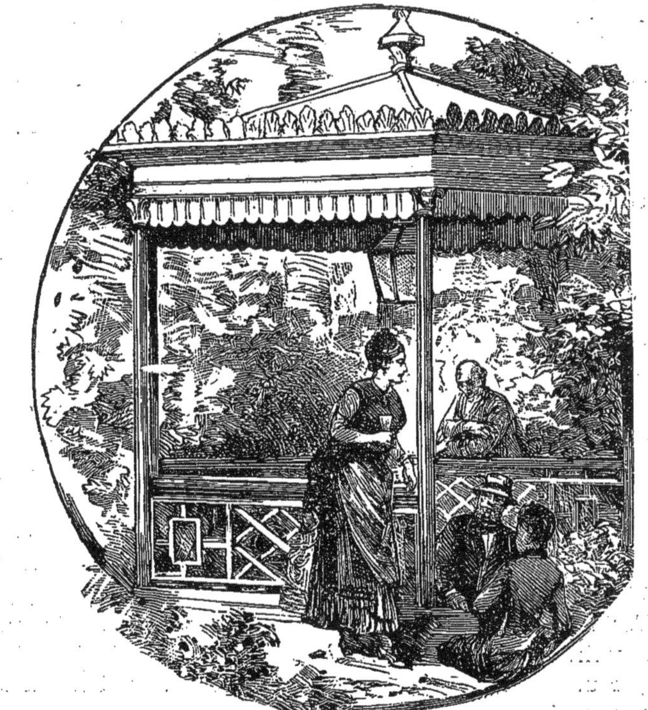

Fontaine de l'Evêque d'Arras.

En 1714, on commença à faire usage d'une troisième fontaine dont les eaux étaient encore plus sulfureuses que celles des deux autres, Brassart est le premier qui ait parlé de ses vertus à l'occasion d'un évêque d'Arras, le cardinal Granvelle qui rétablit sa santé par l'usage des eaux de cette troisième fontaine. D'où le nom de *Fontaine de l'Évêque d'Arras*, qu'elle porte encore aujourd'hui. Elle s'appelait aussi le *tonnelet* parce que, dans le principe, elle n'eut pour se garantir du mélange des eaux étrangères qu'un simple tonneau qui lui servait de réservoir. On eut pourtant la précaution, dès le commencement de la couvrir et de n'en laisser couler les eaux que par un robinet. On la nommait aussi *Fontaine de Vérité*.

En 1767, les deux autres bouillons, à droite et au midi des boues, furent ensuite couverts, comme nous le verrons, aux frais de l'Abbaye de St-Amand, d'un pavillon qui existait encore au commencement de ce siècle. Sous ce pavillon, un bassin intermédiaire recevait les eaux que les buveurs venaient y puiser à deux robinets qui servaient à leur écoulement.

Etablissement des Douches et usages des Boues.— Reconnaissance du grand pouvoir thérapeutique des Boues.

En 1766, on augmenta les batiments des bains à l'usage des particuliers et on y ajouta une chambre et deux cabinets pour les douches.

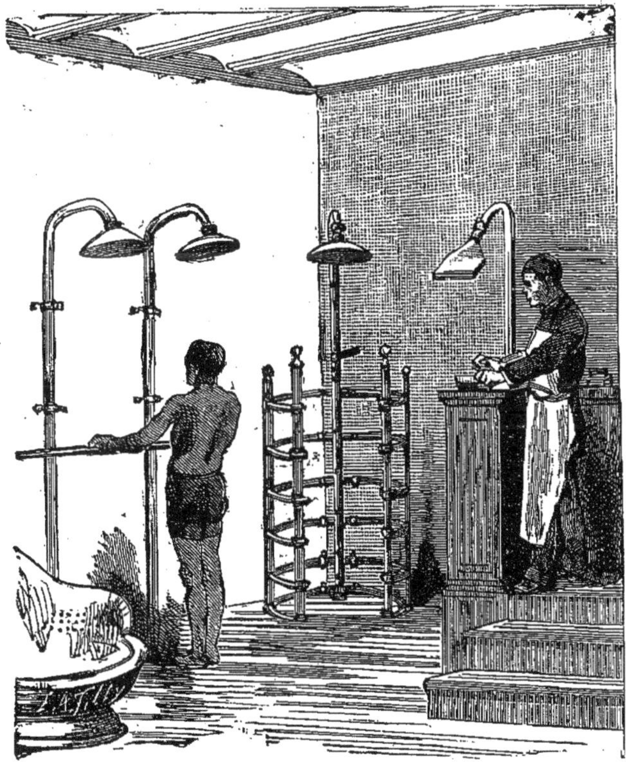

Les Douches.

Il paraît que l'on ne commença à faire usage des boues qu'en 1698. M. Brisseau est le premier qui en ait parlé. La tradition du pays porte que des mineurs employés à la Fontaine Bouillon, ayant été commandés pour le siège d'Ath (1697) en revinrent affligés d'ulcères en différentes parties du corps et surtout aux jambes. Ceux qui reprirent les travaux aux bassins de boues y trouvèrent la guérison. Ces cures donnèrent lieu à d'autres essais qui réussirent et firent la célébrité des bains de boues.

Mais, tandis qu'on prenait depuis 1698 des bains dans des chambres séparées et que l'on chauffait même l'eau minérale, quand on jugeait qu'une élévation de température produirait un meilleur effet, les bains de boues restèrent longtemps à découvert. Pour empêcher les eaux des pluies de s'y mêler et de diminuer leur force minérale, on ramassait les boues vers le centre du bassin qui était plus élevé que les bords ; et on facilitait l'écoulement des eaux de pluie par des rigoles pratiquées de distance en distance sur le bord circulaire du bassin.

Les boues étaient si délayées par les eaux, qu'on pouvait aisément s'y enfoncer. Elles avaient alors six pieds de profondeur et reposaient sur un sable gris rempli de grains de mica.

Les bains de boues pris ainsi, en commun, en plein air. présentaient de grands inconvénients. Les baigneurs étaient exposés aux ardeurs du soleil et aux pluies d'orage qui les forçaient quelquefois à quitter en masse, les boues pour se réfugier dans les bâtiments.

Jusqu'en 1767, le terrain dans lequel on allait prendre les boues fut exposé à toutes les injures du temps « de sorte que, dit Trécourt, s'il faisait fort chaud, les preneurs de bains étaient très-incommodés par l'ardeur du soleil, s'il faisait froid, ou de la pluie, les parties qui étaient dans les boues étaient chaudement, tandis que le reste du corps était si froid, qu'ils étaient obligés de désister et gagnaient souvent la fièvre, des rhumes ou catarrhes, etc. » Pour séparer les malades on eut l'idée d'enfoncer dans les boues des chassis carrés en bois, qui formèrent autant de loges, où les baigneurs se tenaient comme ils pouvaient. Et pour les garantir contre les rayons du soleil et la pluie, on tendit une toile au dessus de chaque case. Mais tout cela n'empêchait pas les baigneurs d'être exposés aux regards des curieux, surtout lorsque tout couverts de boue ils se rendaient aux quatre lavoirs qui servaient à laver les 30 à 40 baigneurs. Pour remédier enfin à tous ces inconvénients et conserver en même temps aux boues leur chaleur, on recouvrit en 1765 les boues d'un bâtiment en forme de serre hollandaise, formé de grands vitraux, à l'est, au midi et à l'ouest et long de 28m28, large de 12m34 et haut de 9m74. Une grande cloison établissait une séparation entre les militaires et les autres baigneurs.

Ce pavillon permit de prendre des bains non seulement de 10 h. à 2 h., c'est-à-dire au moment de la journée ou la température est la plus élevée, mais encore de 5 heures du matin à 7 heures du soir et cela pendant cinq mois, de la fin d'avril au commencement d'octobre.

C'est sur les avis de M. Gosse, médecin de l'hôpital de Fontaine Bouillon et M. Desmilleville, médecin des hôpitaux du roi à Lille, que le pavillon fut vitré du côté du levant, de façon à ce que la chaleur solaire pût réchauffer les boues.

Les boues furent divisées, par des cloisons en bois, en cases qui servaient à isoler chaque malade, et des lavoirs commodes furent placés tout auprès.

La serre rectangulaire que fit construire l'intendant Taboureau, recouvrit, les boues, jusqu'en 1835.

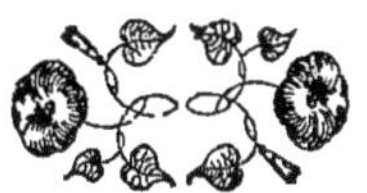

Les Abbé et Religieux cèdent les fontaines,
les boues et une partie de la cense de Bouillon, à
bail emphythéotique. — Réparation des fontaines. — Construction de l'Hôpital militaire, etc.

———

La cense de Bouillon était à la lisière du bois de la forêt de
Saint-Amand ou plutôt entourée par les tailles des Aulnois,
de la Plasche à la Truye, du Quesnoy et du Néflier.

En 1697, les baigneurs, les conducteurs de travaux et les
ouvriers qui travaillaient à la construction des bâtiments de
la Fontaine Bouillon étaient logés dans la cense. Pendant ces
travaux, le fermier fut privé de la plus grande partie de ses
bâtiments et même des produits des jardins et des vergers
qui se trouvaient dans l'enceinte du *Pourpris* parce qu'on
laissait la liberté aux baigneurs de s'y promener. De là des
plaintes réitérées du censier de Bouillon aux abbé et religieux.

C'est le médecin Mignot qui eut le premier l'idée d'utiliser
les bains de boues. Ce médecin écrit à l'un de ses amis
« nos boues font plus de merveilles que je l'espérais »,
Il cite plusieurs guérisons obtenues par les bains de boues :
des paralysies et trois ankyloses, et ajoute « quelques
« mineurs dela compagnie de Monseigneur de Mesgrigny s'étant
« trouvés guéris, pendant les travaux, de vieux ulcères qu'ils
« avaient aux jambes, cela a donné lieu à plusieurs personnes
« de se servir pour le même besoin des boues, qui ne manquent
« pas deguérir également la gale et les ulcères lesplus opiniâtres.
« Ces mêmes boues conviennent pour fortifier les membres affai _
« blis, après des fractures, luxations et vieilles cicatrices etc.,
« qu'il est sûr qu'elles sont meilleures que les eaux pour toutes
« les maladies externes, enfin qu'elles contiennent plus de
« parties minérales... »

Brassard conseille aussi plus tard les bains de boues de
St-Amand « les ouvrages de la Fontaine Bouillon, dit-il,
« interrompus par le siège d'Ath, furent repris par les mineurs

« après la prise de cette place par les armées du roi, où ces gens
« s'étant remplis le visage, le corps et les jambes d'ulcères, ils
« se trouvèrent guéris pour avoir travaillé dans les boues... »
MM. Gosse et Bouquié préconisent ensuite les boues, « pour
« dissoudre les congestions lymphatiques, humecter les corps
« nerveux trop raides et trop tendus. Combien de membres
« paralysés n'ont ils pas été rétablis, consolidés par ce remède,
« ainsi que des ulcères, des dartres, des plaies, etc. » dit le
premier. « C'est le soufre très tenu et les autres principes qui
« rendent nos boues si résolutives, si atténuantes, si fondantes,
« et si propres à dissiper les congestions, à dissoudre la lympe
« trop épaisse, la synovie dans les jointures et dans les coulisses
« des tendons, à ranimer les esprits dans les nerfs comme dans
« les membres paralytiques, à amollir les parties trop rigides, à
« donner du ressort à celles qui sont trop lâches. »

Enfin, bref, les propriétés curatives des boues étaient dès
lors bien constatées par de nombreuses cures.

Les guérisons inespérées que les eaux de Saint-Amand
opéraient avaient attiré un grand nombre de baigneurs et
engagé quelques particuliers à bâtir une maison destinée à
recevoir les malades.

Les abbé et religieux leur cédèrent les fontaines et terres
adjointes, moyennant 500 livres Hainaut de reconnaissance
annuelle, quelques chapons et menues rentes. Mais soit, faute
de ressources ou d'économie les premiers fermiers de notre
établissement thermal se ruinèrent,

Les religieux acceptèrent alors les propositions des sieurs
de Gand Jacques et Allard Bar, brasseurs et riches bourgeois
de Saint-Amand, qui demandaient à construire à Fontaine-
Bouillon « des logements convenables pour procurer aux
malades tout ce qui pouvait servir à leur faciliter l'usage des
eaux et boues minérales, » et leur cédèrent, par acte capitu-
laire du 23 Janvier 1699, à bail emphytéotique pour 99 ans,
dont la première année commença le 1er octobre 1698, une
partie du terrain où était située la cense de Bouillon avec les
jardins ou prairies formant le *pourpris* de la ferme et contenant 9 bonniers 3 quartiers et 60 verges au *rendage annuel* de
500 livres 9 + 3/4 + 1/8 + 1/10 rasières d'avoine et 9 + 3/4 +
1/8 + 1/10 de chapons. Le reste de la cense et du marché de

Bouillon était loué à Alphonse Hornez pour la somme annuelle de 800 livres et deux veaux gras par an, plus 800 livres de pot de-vin.

Le bâtiment de la Fontaine-Bouillon, construit par ordre du roi Louis XIV par M. de Mesgrigny, lieutenant général des armées du roi, ainsi qu'une partie des anciens bâtiments de la ferme avaient été abandonnés aux preneurs pour le prix de l'estimation, qui en avait été faite par acte du 16 décembre 1698.

Après la construction de la Fontaine de Louis XIV, le Sr de Mesgrigny, lieutenant des armées du roi et gouverneur de la citadelle de Tournay, directeur des fortifications des Flandres et du Hainaut, avait chargé le Sr d'Albin, lieutenant de la Compagnie des mineurs, de faire construire « tant au-dessus des eaux que des boues les bâtiments, ainsi que des logements y joints, qui seraient jugés nécessaires pour la commodité des baigneurs, conformément aux plans et profils approuvés au conseil du roy. » Le Sr d'Albin fut aussi chargé de faire exécuter le remblai des terres rapportées, destinées à former le glacis des environs, d'excaver les fossés, de dresser les allées et promenades, le tout aux frais et dépens des entrepreneurs.

Le Sr d'Albin présenta au roi Louis XIV, un placet, par lequel il demandait, à titre de récompense pour les services qu'il avait rendus, tant dans les troupes du roi que dans la direction du bâtiment de la Fontaine, la propriété pour lui et les siens de cette Fontaine et des Boues, s'engageant « à construire des bâtiments sur les bains tant d'eaux que de boues et y faire les logements projetés par le Sr de Mesgrigny, et jugés nécessaires pour la commodité des baigneurs, le tout suivant les plans et profils adoptés. » (1)

Le placet du sieur d'Albin fut remis par le Roy à M. le duc de Boufflers, gouverneur général des provinces de Flandres et du Hainaut, qui le renvoya à M. Dugué de Bagnols, intendant de Flandre, qui régla la récompense demandée par le sieur d'Albin, à la somme de 2200 livres monnaie de France. Cette somme fut payée par les sieurs de Gand et Bar frères,

---

(1) Archives de Saint-Amand. — (2) id. — (3) id. GG. (Liasse).

comme nous le prouve une quittance du 5 mai 1699, dans laquelle le sieur d'Albin abandonne les prétentions qu'il avait sur les bains, les boues et leurs dépendances.

Le sieur d'Albin céda donc, le 5 mai 1609, aux sieurs de Gand et Bar frères la propriété de la Fontaine, des bains et des boues « avec pouvoir d'en jouir, à la charge par eux d'y faire les logements nécessaires suivant les plans et profils adoptés » (2). Un certificat du sieur de Mesgrigny, en date du 27 janvier 1717, nous apprend que de Gand et Bar frères firent construire, à leurs frais, les bâtiments, que le sieur d'Albin s'était engagé à édifier, et tracer les allées et avenues. La Fontaine seule fut bâtie aux frais du Roi Louis XIV. (3)

Dans la suite, le sieur Jacques Bar, marchand-brasseur, bourgeois de la ville de Saint-Amand, devint seul *propriétaire emphythéotique* des eaux et bâtiments de la Fontaine-Bouillon, suivant l'adjudication qui lui en a été faite le 9 février 1731, et la déclaration du 11 du même mois, pour la somme de 1200 livres. Cette adjudication comprenait outre les nouveaux bâtiments construits, la Fontaine et les dépendances, sur une surface de 9 bonniers, 3 quartiers et 60 verges de jardins, prairies et terres à labour, suivant l'emphytéose (ou *mort-gage*) faite par les abbé et religieux de Saint-Amand. L'acheteur et dernier enchérisseur, le sieur Jacques Bar, était obligé, pendant les 67 dernières années du bail, de cultiver 6 quartiers environ de blé.

Le grand bâtiment ou pavillon que de Gand et Bar avaient fait construire ne pouvait servir qu'au logement d'une dizaine de personnes,

Mais en 1735, le roi informé de la nécessité qu'il y avait de faire différentes réparations aux fontaines et boues de Saint-Amand, dont l'usage s'était beaucoup répandu depuis plusieurs années, « et qui étaient devenues d'une grande utilité pour le public et les soldats, » ordonna de faire examiner, immédiatement, les réparations qu'il conviendrait de faire aux fontaines et aux bains pour les remettre en bon état, et les bâtiments qu'il serait nécessaire de construire « pour former un hôpital destiné à recevoir les soldats que leur mauvaise santé oblige de s'y rendre » (1)

---

(1) et (2) Archives de Saint-Amand. GG.3o (Liasse)

Sur le vu des plans, devis et instructions faits en conséquence, et sur les avis donnés par M. de Grandville et par
M. de Séchelles, intendants des provinces de Flandre et de
Hainaut, le 30 juillet 1737, le Conseil d'Etat décide qu'il sera
incessamment procédé à l'adjudication des réparations des
fontaines de Saint-Amand et de la construction de l'hôpital
militaire.

La somme de 27.000 livres, montant des travaux fut répartie
ainsi : 18,000 livres sur la province de Flandre et 9,000 livres
sur celle de Hainaut.

L'adjudicataire de ces travaux, le sieur Jacques Bar, fit
construire, en outre, pour son propre compte, un petit bâtiment à huit chambres, avec mansardes au-dessus pour loger
les baigneurs. Les huit chambres contenaient des baignoires
que remplissait d'eau minérale de la Fontaine, une pompe à
double tuyau. Cette pompe alimentait de même la chaudière qui
distribuait l'eau chaude. Jacques Bar établit aussi à Fontaine-Bouillon une brasserie.

Le 1er avril 1739, fut publiée une ordonnance de M. de
Grandville, intendant de Flandre, réglant la vente et l'usage
des eaux et boues. Les eaux ne devaient être délivrées gratuitement qu'aux religieux, aux mendiants, aux pauvres, aux
soldats, aux cavaliers et dragons, et dans l'endroit désigné.
Les mêmes personnes pouvaient aussi prendre gratuitement
les boues, mais dans un *canton séparé*. (1)

Le 29 mars 1750, on impose à la province de Flandre une
contribution de 12,773 livres 3 sols 4 deniers et à celle de
Hainaut une de 6.386 livres 12 sols 8 deniers pour le paiement
de ce qui restait dû au sieur Jacques Bar, pour les constructions qu'il avait faites en 1737 et 1738, et celui des nouvelles
réparations des fontaines et des bâtiments de l'hôpital militaire. Malgré ces réparations et agrandissements successifs,
les fontaines, les boues et les bâtiments de l'hôpital militaire
étaient toujours en si mauvais état, que les soldats malades
n'y trouvaient plus aucune sorte de soulagement. Aussi
Sa Majesté Louis XV ordonna-t-elle la construction de
nouveaux bâtiments pour l'hôpital militaire. MM. le maréchal
prince de Soubise, le comte Nicolaï, commandant la province
du Hainaut, de Lugeac lieutenant général et de Blair, de

---

1 Archives de Saint-Amand. GG. 3o Liasse.

Boismont et Taboureau, successivement intendants de la province de Flandre considérant que l'adjudicataire Jacques Bar avait toujours moins consulté les intérêts du public que son bien être personnel et avait tellement négligé les boues et fontaines, qu'il était urgent de remédier à ce désordre, proposaient aux abbé et religieux de rentrer dans leurs fonds, de veiller aux eaux et boues, de rendre au terrain sa salubrité, si nécessaire, et de construire pour le bien public de nouveaux bâtiments (1).

Les religieux, guidés par l'amour du bien public et du service de Sa Majesté, s'arrangèrent avec Jacques Bar qui avait hérité du droit de son frère Allard et par un acte du 29 octobre 1764, lui accordèrent à titre d'indemnité pour les 35 dernières années de son bail la somme de 55,000 livres.

Pour être en état de satisfaire à cet engagement et à un nombre infini de dépenses aussi urgentes qu'indispensables, Dom Cassiodore, grand prieur, Dom Etienne Bargibaut receveur et tous les autres religieux, tous assemblés capitulairement, décidèrent d'emprunter 200.000 livres flandres. Ils chargèrent leur avocat à Paris M. Deu de Montdenoix de soumettre leur proposition à M. Brunet, fondé de pouvoir de Mgr. le Cardinal d'York, abbé commendataire de l'abbaye de Saint-Amand, adressèrent une requête au cardinal, duc d'York pour les autoriser à affecter et hypothéquer les biens de l'Abbaye pour la sûreté de la somme qui allait être empruntée et aussi la requête suivante, au roi Louis XV, pour être autorisés à contracter cet emprunt.

Au Roy,

Sire,

Les Prieur et Religieux de l'abbaye de Saint-Amand en Flandre représentent très humblement à Votre Majesté que l'utilité des eaux et boues minérales des fontaines dites de Bouillon, situées près de la ville de Saint-Amand, étant généralement reconnues par les avantages qu'on en retire pour sa santé et pour la guérison des différentes maladies, il semble qu'on ne peut rien faire de plus intéressant pour le bien de l'humanité que d'en rendre l'usage plus commode et plus salutaire, tant au public qu'aux troupes de Votre Majesté, qui y trouvent tous les ans,

---

1 Archives de Saint-Amand. GG. 3o Liasse.

pendant la saison, un remède assuré pour les différents maux
dont ils sont attaqués.

Mais, si l'exécution d'un pareil projet est désirable, on conçoit
aisément qu'il ne peut être rempli que par des citoyens qui
joignent à l'amour du Bien public, la volonté et le pouvoir d'entreprendre et d'achever un ouvrage de cette importance.

Quoique l'abbaye de Saint-Amand, qui est à présent en commende, se trouve privée par là des ressources qu'elle aurait sous
un abbé régulier, le zèle, dont les prieur et religieux de cette
abbaye seront toujours animés pour le service de Votre Majesté
et celui de vos sujets ne leur permettra jamais d'être en retard,
lorsqu'il s'agira de satisfaire à ces deux objets, si dignes de l'état
dont ils font profession.

Pour parvenir au but qu'ils se proposent, ils ont commencé,
moyennant la somme de 55,000 francs, qu'ils doivent payer pour
rentrer dans la possession du terrain et des vieux bâtiments, où
sont situées les Eaux et Boues de Saint-Amand qu'ils avaient louées
par bail emphythéotique à un homme, qui avait négligé de prendre
les soins nécessaires pour accréditer ces sources précieuses de la
santé de tant d'hommes affligés de différentes maladies.

Cette première opération faite, ils ont fait faire des changements
et réparations considérables dans les vieux bâtiments et fait dresser
le plan des nouveaux, (qu'ils commencent de construire), et des embellissements qu'ils se proposent de faire pour donner aux Eaux
et Boues de Saint-Amand plus d'efficacité et de vertu, plus de
commodité à en faire usage par les nouveaux bains et les douches,
qu'ils y feront pratiquer, et pour rendre le séjour de ce lieu plus
agréable, chose si essentielle pour les personnes infirmes et
malades.

L'exécution de ce plan qu'ils ont l'honneur de présenter à Votre
Majesté, avec un mémoire explicatif qu'ils joignent ici et qui ont
eu l'approbation de M. le comte de Nicolaï commandant de la
province de Hainaut et de M. Taboureau intendant de la même
province, jettera les prieurs et les religieux de Saint-Amand dans
une dépense de plus de 150,000 livres, suivant l'aperçu qu'en a
fait le Sr Gombert architecte, et ce n'est que par des emprunts
d'argent, à cours de rente, qu'ils pourront faire face à ces dépenses
et rembourser la somme de 55,000 livres dont est parlé
cy-dessus.

Votre Majesté s'apercevra aisément que cette entreprise deviendra une charge perpétuelle pour l'abbaye de Saint-Amand, qui lui serait trop onéreuse, pour qu'elle pût la supporter, si elle continuait d'être en commende.

Cette abbaye dans l'état de commende, où elle se trouve actuellement, ne peut supporter ses charges ordinaires, elle perd les deux tiers de ses revenus, sans qu'il en retourne rien au profit de l'Etat, ni au Bien public; au lieu que si elle était exempte de commende, et qu'il plut à Votre Majesté et à ses successeurs à la couronne de lui accorder toujours un abbé régulier, ou du moins, si pour des raisons particulières, elle était quelquefois donnée en commende, ce ne serait que pour cette fois et à la charge de retourner en règle, et qu'en ce cas la pension de l'abbé commendataire serait fixée à une somme qu'il plairait à Votre Majesté de déterminer, de façon que les religieux auraient toujours l'administration de tous les biens, avec tous les droits honorifiques, qui seraient exercés par le prieur, au nom de l'abbé commendataire; alors l'abbaye de Saint-Amand pourrait, non seulement supporter avec moins de difficultés ses charges ordinaires et annuelles, mais celles-ci étant acquittées, le surplus, s'il y en aurait, pourrait être employé utilement dans la province à quelque objet qui tiendrait au Bien public et au service de Votre Majesté.

L'objet le plus propre à cette fin serait, sans contredit, l'agrandissement, l'embellissement et les nouvelles commodités de l'endroit et des bâtiments construits et à construire aux Eaux de Saint-Amand, ainsi que leur entretien pour l'utilité publique.

Dans le cas d'un abbé régulier perpétuel ou d'une somme déterminée par un abbé commendataire, qui n'aurait lieu que pour cette fois, ainsi qu'il est dit ci-dessus, l'abbaye de Saint-Amand pourrait être chargée de cet objet si utile au public, sous certaines bornes et conditions qu'il plairait à Votre Majesté de déclarer proportionnellement à ses facultés et toutes autres charges déduites, et elle ne manquerait pas de témoigner de plus en plus de son zèle pour le bien du service.

Le prieur et les religieux de Saint-Amand espèrent de la bonté de cœur de Votre Majesté qu'elle voudra bien entrer dans les vues si justes et si raisonnables. Si cependant ils s'y rencontraient quelques obstacles, qu'ils n'auraient pu prévoir, ils supplient très humblement Votre Majesté de vouloir considérer les efforts qu'ils font pour le présent au moyen des emprunts qu'elle voudra bien les autoriser de faire, pour remettre les fontaines de Saint-Amand en état et y procurer les commodités les plus urgentes.

Que cela néanmoins tournerait à la ruine de leur abbaye, si après les dépenses qu'ils auraient faites, la possession et la jouissance du terrain et des bâtiments construits et à construire, ainsi que le petit émolument qu'ils pourront en retirer dans sla uite, ne leur étaient assurés et attachés à leur mense conventuelle indépendamment du partage qui pourrait être fait ou qui se pourrait faire dans la suite, des autres biens de l'abbaye en cas de commende.

Que dans le cas qu'un abbé commendataire voudrait y prétendre pour les faire entrer en partage, il serait de toute justice que préalablement les religieux fussent remboursés des deux tiers qu'il leur en aurait coûté, tant pour les réparations, améliorations et les nouveaux bâtiments qa'ils auraient pu faire sur les lieux, que pour l'indemnité qu'ils se sont chargés de payer à celui qui en était ci-devant l'arrentataire emphytéotique.

A ces causes les prieur et religieux de l'abbaye de Saint-Amand pleins de confiance en la bonté de Votre Majesté ont leur très humble recours vers votre autorité.

Tout ce que dessus considéré, il vous plaise les autoriser à lever par emprunt une somme entière ou plusieurs fois jusqu'à concurrence de deux cent mille livres, à l'effet de rembourser celle de 55.000 livres qu'ils sont chargés de payer à celui qui était ci-devant arrentataire du terrain et des bâtiments, où sont situées les eaux minérales de Saint-Amand, et le surplus être employé aux réparations des vieux bâtiments, à la construction de nouveaux, aux améliorations et embellissements de l'endroit et autres commodités convenables pour faire un bon usage des Eaux et Boues, le tout suivant le plan qui en a été dressé par le sieur Gombert architecte, et présenté à Votre Majesté, il plaise en même temps déclarer, qu'en considération du zèle qu'ils témoignent en cette occasion et qu'ils s'empresseront de témoigner de plus en plus pour le Bien public et du service de Votre Majesté, l'abbaye de Saint-Amand sera exempte de commende dans la suite, et qu'à chaque décès de l'abbé, il lui sera accordé une élection, pour par la loyauté être nommés trois sujets religieux, profès et prêtres de la même abbaye, dont l'un sera à la nomination de Votre Majesté, si mieux n'aimait Votre Majesté déclarer qu'après le décès du Cardinal, duc d'York, le titre d'abbé sera éteint et supprimé et qu'une portion des reve-

nus de la dite abbaye jusqu'à concurrence de vingt à trente mille livres sera détachée et affectée à l'hôpital et à l'entretien des troupes de Votre Majesté aux Eaux de Saint-Amand, *suivant le règlement qui en serait formé et approuvé, si non et en cas que pour des raisons particulières et connues à Votre Majesté il lui plairait ou à ses successeurs d'y nommer un abbé commendataire, il lui plaise de déclarer que ce ne sera que pour cette fois et à la charge de retourner à la règle, et qu'en ce cas les prieur et religieux auront toujours l'administration de tous les biens ainsi que tous les droits honorifiques, qui seront exercés par le prieur seul au nom de l'abbé dont il sera le vicaire perpétuel, à la charge de par les religieux payer à l'abbé commendataire une somme fixe, laquelle il plaira à Votre Majesté évaluer pour tout le temps de sa commende, le produit net de l'abbé toutes charges déduites.*

Que s'il ne plairait à Votre Majesté de donner sa déclaration sur l'un ou l'autre des arrangements que les suppliants viennent de proposer (ce qui serait cependant un grand bien pour la province et rejaillirait sur le bien de l'Etat), il lui plaise du moins, en les autorisant à faire l'emprunt, dont est parlé ci-dessus, déclarer qu'ils seront et resteront toujours dans la possession et jouissance, tant du terrain que des bâtiments anciens et nouveaux construits et à construire où sont situées les Eaux et Boues de Saint-Amand, ainsi que des petits émoluments qu'on pourrait retirer des dites Eaux et Boues, sans que ni l'un ni l'autre puisse entrer en partage avec un abbé commendataire, si ce n'est après qu'ils auront été remboursés des deux tiers qu'il leur en aura coûté, tant pour l'indemnité qu'ils auront payée à celui qui en était ci-devant l'emphytéote que pour les améliorations et nouveaux bâtiments construits ou qu'ils feraient construire dans la suite, et pour toutes autres choses qu'ils auraient faites pour la commodité du public et des troupes de Votre Majesté par rapport à l'usage des Eaux et Boues de Saint-Amand.

Qu'ils seront de même restitués ou indemnisés du tout ou proportionnellement à toutes les dépenses qu'ils auraient faites et à la valeur du terrain, dont ils n'auront plus la jouissance, si, dans la suite par des vues d'intérêt public, il plaisait à Votre Majesté ou à ses successeurs appliquer le même terrain et les mêmes bâtiments au seul usage du public ou des troupes et d'en confier ou trans-

mettre l'administration ou la jouissance à d'autres qu'aux religieux
de Saint-Amand. (1)

· Cette requête nous montre combien nos religieux désiraient
être débarrassés de ces princes de l'Eglise que nos rois
nommaient abbés commendataires pour leur assurer des
rentes sur les revenus des abbayes. Aussi offrent-ils d'affecter annuellement une somme de vingt à trente mille livres à
l'entretien de l'hôpital militaire de Fontaine-Bouillon et des
troupes, pour obtenir le droit, qu'ils avaient autrefois, d'élire
leurs abbés.

Le Cardinal duc d'York, évêque d'Ostie, et dernier rejeton
de l'illustre maison des Stuarts, touchait de l'abbaye de Saint-
Amand, en qualité d'abbé commendataire, une rente annuelle
de quatre-vingt treize mille livres, représentant une valeur
double de notre monnaie actuelle.

Le prieur Dom Cassiodor de Monchaux avait chargé,
Gombert, architecte à Lille, et Desmilleville, médecin des
hôpitaux du roi, à Lille, de dresser les plans et le mémoire
explicatif des restaurations et des constructions à effectuer
à notre établissement thermal ; et, le 27 juin 1765, Desmilleville demandait au prieur de vouloir bien mettre à la disposition du sieur Dehay, qu'il lui envoyait de Lille pour sonder
les terrains des fontaines et des boues, un engin à treuil
pour les sondages.

Ces plans et mémoire remis à l'intendant Taboureau, le 30
mai 1765, ne furent présentés au Bureau de la guerre à Paris,
que le 23 mai 1766, mais ne furent pas communiqués au
ministre.

M. Desmilleville se rendit à Paris, au Bureau de la Guerre
où il eut deux conférences avec MM. le maréchal, prince de
Soubise, Foulon et de Ponce, le premier secrétaire du duc de
Choiseul, pour leur démontrer la nécessité de la restauration
de l'hôpital militaire.

« Quant à l'autorisation de l'emprunt, ajoute-t-il, dans une
« autre lettre écrite au Prieur, le 11 juin 1766, les choses sont
« plus difficiles. Vous passez ici pour des seigneurs bien riches.
« Mais grâce au dévouement de votre avocat M. Deu de Mont-

---

(1) Archives de Saint-Amand. Série GG. 3o [Liasse].

«denoy et de celui du prince et la haute protection du Maréchal
«prince de Soubise et du marquis de Lugeac, lieutenant géné-
«néral des armées du roi, votre affaire est en bonne voie.

«Ni le prince, ni le ministre n'avaient connaissance de vos
«ouvrages et de vos plans.

«M. Foulon et M. de Soubise m'ont prié de leur remettre une
«note concernant le tarif de paiement et d'ordre nécessaire à
«établir à vos fontaines, et de réduire votre mémoire à trois
«objets possibles.

«1° Levée de deux cent mille livres.

«2° Nomination d'un abbé régulier, la prochaine fois, en cas
«contraire, la partie des Eaux sera séparée des intérêts du
«commendataire.

« 3° Le grand prieur de la maison sera vicaire général. (1) »

Ce mémoire fut présenté au ministre par le prince de
Soubise, puis renvoyé à l'avis de l'intendant Taboureau
appuyé de la protection du maréchal prince de Soubise.

Par un acte du 22 novembre 1764, le Sr Brunet avocat, conseil, du cardinal duc d'York, approuva la transaction entre
les Religieux et Jacques Bar, le fermier des Eaux et Boues de
Saint-Amand, et les autorisa à hypothéquer les biens de
l'Abbaye pour garantir l'emprunt de 200.000 livres de France.
Cet acte fut ratifié à Rome, le 9 février 1767, par son éminence.

Le Parlement de Douai homologua, le 2 mars 1767, l'acte de
rétrocession du 29 octobre 1764, et autorisa, en 1766, les religieux à emprunter 200,000 francs à charge de justifier l'emploi
de la somme dans le délai de deux ans et à charge encore que
les bâtiments et améliorations seraient acquis à la mense
conventuelle, en cas de nouvelle commende.

Les travaux commencèrent en 1766.

Le 10 mars 1766, les prieur et religieux firent faire l'estimation de la partie de l'hôpital militaire qui devait être démolie
pour pratiquer des nouveaux bains et des douches à l'usage
des troupes du roi. Jean-Baptiste Legroux, maître ferronnier,
demeurant à Saint-Amand, estima les ferrailles, Guillaume et
Dorméni, maîtres maçons à Saint-Amand, la maçonnerie,
Jean-Baptiste Silva et Jean-Baptiste Simon, maîtres chau-
dronniers à Saint-Amand, la chaudronnerie, Charles Henniau
maître plombier à Valenciennes, la tuyauterie en plomb,

____

1 Archives de Saint-Amand GG. 30 Liasse.

Joseph Pintiaux et Pierre-Joseph Dutrieux, maîtres charpentiers à Saint-Amand, la charpente, Jacques Duvinage,
maître couvreur en tuiles et en ardoises à Saint-Amand, la
toiture.

Une lettre de l'intendant du Hainaut, écrite, le 5 mars 1767,
et adressée au grand prieur, nous apprend que le pilotage
est fini, et que la maçonnerie établie pour fermer le bassin de la
fontaine négligée et celle de l'ancienne sont très avancées. Il
espère que l'ouvrage sera fini pour la saison des eaux. « Le
bâtiment, qui doit servir pour les bains et douches des soldats,
est presque couvert; mais le lavoir des soldats et le corps
de garde ne sont pas encore réparés. » Les ouvriers travaillaient
sous la surveillance d'un religieux, le frère Louis, de M.
Gombert architecte de Lille et de M. Desmilleville médecin
des hôpitaux du roi à Lille.

Il ressort, de toute la correspondance échangée entre les
intendants de la province et les prieur de l'Abbaye, que le
gouvernement de Louis XV attachait une grande importance
au bon fonctionnement de l'hôpital militaire de Fontaine-
Bouillon, qu'il reconnaissait les grands services que les eaux
et boues de cet établissement thermal rendaient aux militaires
blessés ou malades. « Hâtez les travaux de l'hôpital militaire
« et n'oubliez pas, dit l'intendant au prieur, le 5 mai 1767, que le
« plus essentiel objet de mon attention est le bien être du mili-
« taire, aussi ma principale occupation est de veiller à ce que
« les bâtiments de l'hôpital militaire soient en état... Vous
« devez vous attacher à faire tous les ouvrages nécessaires aux
« fontaines et ne pas perdre une année sans faire tracer et
« planter les allées désignées sur le plan. » (1)

Le 18 janvier 1767, Taboureau annonce à Dom Cassiodor de
Monchaux que le maréchal prince de Soubise vient de faire
finir son portrait pour le donner au prieur de l'Abbaye de
Saint-Amand, comme un gage de sa bienveillance, de sa protection particulière et comme marque de satisfaction des
travaux qu'il a fait faire à l'hôpital militaire de Fontaine-
Bouillon.

Le 22 mai 1767, le marquis de Lugeac, lieutenant géné-

____

(1) Archives de Saint-Amand, Série GG. 3o.

ral des armées du roi, écrit aussi Dom Cassiodor de Monchaux, que le maréchal prince de Soubise lui envoie son portrait qui est complètement achevé.

Le 28 juin 1767, le prince de Soubise adresse au prieur une lettre de remerciements pour les efforts qu'il a faits « pour « parvenir à rendre les Boues et Eaux de Saint-Amand au point « où l'on puisse le désirer pour le bien de l'humanité. »

Le duc de Choiseul, lui-même, adressa, le 13 octobre 1770, de Fontainebleau au grand prieur, la lettre suivante :

Sur le compte que j'ai rendu au roi, mon Révérend père, de la manière dont vous et les religieux de Saint-Amand vous vous êtes prêtés jusqu'ici à tout ce qui a pu contribuer au bien du service de l'hôpital militaire, établi aux Eaux de Saint-Amand, Sa Majesté m'a chargé de vous témoigner sa satisfaction ; elle espère que vous continuerez à donner des marques de votre zèle, dans toutes les occasions qui pourront se présenter, et que dans ce moment-ci l'agrandissement de la cour de cet hôpital étant instant et indispensable, elle ne doute point que vous et les religieux ne vous portiez avec empressement à céder la partie de terrain que M. Taboureau vous a demandée pour cet objet, et Sa Majesté vous saura gré de cet acte de déférence à ses vues, je suis, mon Révérend père, votre très humble et très affectionné serviteur.

Signé : Duc de CHOISEUL. (2)

M. Taboureau voulait, non seulement agrandir la cour de l'hôpital mais encore établir un mur d'enceinte qui la séparât du curoir du sieur Virlet, locataire de l'Abbaye. Mais les religieux trouvant qu'ils avaient assez fait pour le service des troupes du roi, ne voulurent pas déférer au désir exprimé à ce sujet par Taboureau dans sa lettre du 23 janvier 1769.

L'intendant revient à la charge, il dit, dans une seconde lettre du 31 janvier 1769, qu'il ne comprend pas que le prieur s'arrête à de pareilles misères, quelques toises de terrain, lorsqu'il est question de l'avantage des troupes qui sont au service du roi. « Il est naturel, dit-il, de leur donner un emplacement convenable et de les mettre à même de profiter du bon air, pendant qu'elles prennent leur remèdes. Monsieur Gombert prétend que la dépense des murs de clôture de

<hr>

2 Archives de Saint-Amand. Série 66·30.

cet agrandissement, suffisamment fondé et de l'épaisseur convenable aux bâtiments qui doivent être exécutés par la suite, ne dépasserait pas 600 livres.

Toutes ces lettres de remerciements aux religieux et cette insistance des intendants nous démontrent les grands services que l'hôpital militaire des Eaux et Boues de Saint-Amand, rendait aux soldats malades ou blessés et mettent en évidence l'efficacité de ces Eaux et Boues, qui jouissaient depuis la guerre de la succession d'Autriche d'une grande renommée pour la guérison des plaies et des blessures d'armes à feu.

En effet beaucoup de soldats blessés à Fontenoy (1745), à Raucoux (1746) et à Lawfeld (1747), trouvèrent à Fontaine-Bouillon la guérison.

En 1769, les constructions ne sont pas encore terminées, car Taboureau, le marquis de Cernay et le frère Louis choisissent dans la forêt un terrain argileux pouvant donner, après la cuisson, d'excellentes briques. Mais les religieux trouvent ensuite que le travail sera trop long et trop pénible, parce qu'il faudra abattre les arbres et les déraciner. Ils font placer la briqueterie dans un champ ensemencé près de l'établissement. Le 4 mai 1769, l'intendant constate que les briques ne sont encore que moulées, conseille au prieur d'en acheter 40 millions, en attendant que les 60 millions qu'il se propose, de faire, soient cuites, et estime que 100 millions de briques seront à peine suffisants pour achever les constructions.

Une lettre de M. Taboureau, du 23 novembre 1771, nous apprend que les bâtiments vont être terminés, les sommiers de la buanderie et de la boulangerie sont posés. «Ce bâtiment, « dit-il, aura comme second étage des mansardes qui servi- « ront de chambres à coucher pour le chirurgien, le médecin « et le contrôleur et de salle de consultations. »

Enfin, dans une lettre adressée, le 6 janvier 1772, au grand prieur, au sujet d'un Amandinois nommé Barbieux, soldat au régiment de la Fère, le marquis de Lugeac félicite les prieur et religieux sur l'hôpital militaire de Fontaine-Bouillon qui est complètement terminé et parfaitement disposé pour soigner les militaires blessés ou malades.

Notre établissement comprenait alors un hôpital militaire

contenant 200 lits, un hôpital civil pour les indigents et un hôtel pour recevoir les malades pensionnaires.

Les réparations s'élevèrent, suivant les estimations ordonnées par l'intendant, à 86.087 livres, et les constructions de bâtiments, les couvertures des fontaines et des boues, les meubles, les linges et les ustensiles de toutes espèces pour l'usage des bains, des boues et des douches à 100,000 livres, qui ajoutées aux 20,000 accordées, à titre d'indemnité, au Sr Bar pour les années de son bail qui restaient à courir, firent un total de 216,087 livres.

Le 30 mars 1769, les religieux demandèrent le remboursement d'une somme de dix mille francs, se basant sur ce que M. Taboureau dans le cours des ouvrages qu'ils avaient fait faire pour la commodité du public, les avait engagés de construire, en même temps, un nouveau bâtiment qu'il jugeait convenable et très utile dans l'intérieur de l'hôpital militaire et d'y mettre les chaudières, cuves, pompes, baignoires et autres choses nécessaires à l'usage des bains et douches destinés aux soldats.

« Cette dépense, faite depuis deux ans pour le service de Sa Majesté, a monté à la somme de plus de onze mille livres, prises sur l'emprunt que nous avons fait, dans l'espérance qu'elle ne serait pas désagréable au Roy, ni à Votre Grandeur et qu'en étant informée elle aurait la bonté de nous la faire rembourser ou de nous en dédommager par quelque autre avantage qu'il lui aurait plu de nous procurer.

Comme les autres dépenses faites auparavant et depuis lors en bâtiments qui sont construits et qui se continuent actuellement, et en autres choses nécessaires à l'usage du public, ont absorbé l'emprunt que nous avons été autorisés de faire à cet effet, il nous serait impossible, surtout dans la circonstance de la commende où nous sommes, de poursuivre les ouvrages et de payer le remboursement de ladite somme de onze mille livres ; ce qui lui serait facile, soit en déchargeant notre abbaye des impositions des tailles et vingtièmes, à proportion de cette somme, soit en la faisant imposer sur les provinces de Flandres et de Hainaut, dont la répartition serait faite par M^{rs} les intendants de ces provinces, ainsi qu'il a été ordonné en 1737, lorsqu'il s'est agi de bâtir l'hôpital militaire, et, en 1750 quand on y a fait des réparations et augmentations de bâtiments. »

Les religieux avaient aussi demandé l'exemption de tous les impôts sur la bière et autres boissons qui se vendaient dans l'enclos des terrains et bâtiments destinés à l'usage des Eaux et Boues.

« Cette grâce n'est point personnelle aux religieux, «dit le mémoire à ce sujet, ils n'en doivent pas profiter «C'est la cause du public et des pauvres qu'ils osent solliciter, « c'est pour rendre aux malades la vie moins dispendieuse. »

Cette exemption ne leur fut pas accordée.

Les impôts sur les boissons étaient alors de 30 patards à la tonne de forte bière, 6 à la tonne de petite, 8 à la forte bière bourgeoise, 3 au pot de vin et 20 au pot de brandevin. (1)

---

1 La livre parisis valait 1/2 florin ou 20 sous ou 10 patards.

Premiers tarifs des Eaux et Boues et premiers règlements imposés aux fermiers, aux particuliers et aux militaires.

———

Les premiers fermiers ou plus exactement les premiers aubergistes des Eaux et Boues n'étaient soumis à aucun tarif, à aucun règlement. Le baigneur payait proportionnellement à sa fortune. Ils permettaient à certains particuliers d'emporter non seulement de l'eau, mais même de la boue, pour se traiter chez eux ou dans les auberges de la Croisette. Le médecin Pithoys s'en plaignit au maréchal de Soubise, qui défendit à l'entrepreneur de vendre de la boue et même de l'eau par grande quantité à la fois, Ce furent MM. de la Grandville, intendant de Flandre, de Blair et Taboureau, intendants du Hainaut, qui imposèrent successivement aux fermiers, particuliers et militaires des tarifs et règlements.

Le 30 mai 1765, le grand prieur Dom Cassiodor de Monchaux demande à l'intendant Taboureau l'application du règlement proposé par son prédécesseur M. de Blair, « relativement à la rétribution qu'il avait pensé pouvoir être payée par les preneurs d'eau, de bains et de boues ». L'intendant répond qu'il ne peut, quant à présent, ordonner l'exécution d'un règlement qui n'a pas été approuvé par le maréchal de Soubise, mais qu'il se propose, cependant, de rendre compte au maréchal des intentions des prieurs et religieux. En attendant, ajoute-t-il, que les intentions du maréchal me parviennent, il est indispensable que le règlement de M. de la Grandville continue d'avoir son exécution.

L'intendant Taboureau en profite pour rappeler aussi au grand prieur que le maréchal prince de Soubise désire :

1· Qu'il fournisse gratuitement une vingtaine de logements aux officiers qui se rendent aux Eaux de Saint-Amand, et que les eaux ainsi que les bains et les boues leur soient aussi délivrés gratuitement.

2· Qu'il admette gratuitement un certain nombre de pauvres auxquels on donnera la soupe et deux sols.

« Le four, ajoute M. Taboureau, dont se sert actuellement le sieur Bar, pour la subsistance des malades, pourrait servir aussi à la cuisson du pain de l'hôpital, d'autant plus que ce four fait aujourd'hui partie des bâtiments dont vous avez fait l'acquisition ; il pourrait en être de même de la blanchisserie.

Je vous observe que ceci ne peut être que momentané, me proposant de faire établir pour le service de l'hôpital une boulangerie et une blanchisserie particulières. »

En 1766, M. Desmilleville proposa au grand prieur Dom Cassiodor de Monchaux d'adopter le règlement suivant, tant pour les particuliers que pour les militaires :

1· Il sera perçu pour l'usage des eaux (réservées à l'usage d'une seule personne) six livres par personne aisée, trois livres au particulier et rien au pauvre.

2· Le bain de première classe, avec feu, couchette et linge propre, se paiera trois livres.

Le bain de seconde classe avec feu et lit, une livre, quinze sols.

Le bain de troisième classe, pour le petit particulier, quinze sols.

3· Les boues pour y mettre le corps entier, suivies d'un bain, de feu et du linge nécessaire, compris le fontainier pour y être servi, seront payées, pour la première classe, deux livres.

La seconde classe avec les mêmes avantages une livre, dix sols.

4· Ceux qui ne plongeront qu'une jambe ou un bras et qui voudront occuper une loge pour une personne, paieront une livre, cinq sols.

Ceux qui se serviront d'une loge commune à cet usage, dix sols.

5· La douche se paiera par heure quinze sols.

Ceux qui exigeront un frotteur, du feu et un lit pour y passer, payeront par personne une livre, quinze sols.

M. Desmilleville ajoutait, qu'avant de se rendre à Versailles pour discuter le règlement, il attendait les observations à ce sujet, du Prieur et de Dom Morant Mouton, le procureur.

Le 14 juin 1766, le prieur fait observer à M. Desmilleville
« que 15 sols pour les bains des petits particuliers, c'est trop
« peu, que l'on peut mettre vingt sols.

« Il en est de même pour la douche par heure que vous
« mettez à quinze sols. M. Taboureau qui en a porté au règle-
« ment l'année passée, l'avait fixée à vingt sols pour trois
« quarts d'heure et l'on trouve que c'est trop peu, parce qu'une
« douche donne plus d'embarras qu'un bain, aussi ce ne serait
« pas trop de la porter à vingt-cinq sols quand on donnera du
« linge et quinze sols sans linge. »

Le 10 avril 1767, Louis-Gabriel Taboureau, chevalier des
Reaux, conseiller du roi, intendant du Hainaut, impose aux
prieur et religieux le règlement suivant :

Art. 1er. Les bâtiments construits sur les fontaines et sur
les boues minérales, ainsi que ceux à l'usage des bains et
douches seront entretenus et fournis par les propriétaires de
tous les moyens les plus commodes à l'utilité de ceux qui en
feront usage, et rien n'y sera augmenté, ni diminué sans
notre approbation.

Art. 2. — Le terrain affecté, aux environs des fontaines,
pour la promenade des buveurs de cette eau sera orné de
haies vives, d'allées et d'avenues lesquelles allées et avenues
seront garnies des deux côtés et de distance en distance de
bancs pour la commodité des buveurs.

Art. 3. — Il sera construit des latrines, à proximité des
fontaines et à l'extrémité des allées, lesquelles seront établies
autant que possible sur des fossés d'eau courante, et on aura
soin de les entretenir proprement.

Art. 4. — Les dits propriétaires seront tenus de faire nettoyer les fossés pour faciliter l'écoulement des eaux et d'entretenir les acqueducs et autres canaux établis ou à établir
tant pour la décharge des fontaines et des boues que pour
fournir les eaux nécessaires aux lavoirs des soldats lorsqu'ils
sortent des boues, ainsi qu'aux bains communs qui leur sont
destinés.

Art. 5. — Les eaux minérales des trois fontaines seront
distribuées aux buveurs par un fontainier, qui sera aux gages

---

1 Archives de Saint-Amand. Série 66.3o.

des propriétaires et qui fournira à cet effet des gobelets de cristal de différentes grandeurs, et il ne sera permis à qui que ce soit d'emporter des eaux des dites fontaines, si elles n'ont été délivrées par le dit fontainier.

Art. 6. — Les propriétaires seront tenus d'avoir des bouteilles neuves et propres au transport des dites eaux, pour ceux qui ne voudraient les prendre sur les lieux, lesquelles seront bien bouchées, cimentées et cachetées d'un chiffre qui sera désigné et seront les dites bouteilles envoyées aux adresses qui seront indiquées, avec un certificat imprimé qui constatera que ces eaux viennent de l'une ou l'autre des dites fontaines, suivant la demande qui en aura été faite.

On voit que la vente des Eaux des fontaines de Bouillon ne date pas d'aujourd'hui.

Art. 7. — En considération de tous les frais, soins, et dépenses auxquelles les propriétaires seront assujettis par le présent règlement il sera payé au receveur par eux préposé aux dites fontaines, une fois seulement, par toutes personnes qui feront usage des Eaux, trois livres monnaie de France, sans que sous aucun prétexte on puisse rien diminuer ou augmenter de cette rétribution ; entendons néanmoins que ceux qui viendront prendre les dites Eaux une seconde fois dans la saison, seront tenus à un second paiement.

Art. 8. — Il sera payé au dit receveur par toutes personnes sans exception deux sols six deniers pour chaque bouteille d'eau qu'on enlèvera des dites fontaines, pour le dehors, outre les frais de la bouteille, bouchon et emballage. Les barils ou tonneaux seront évalués à la quantité de bouteilles qu'ils contiendront, et payés à raison des prix ci-dessus accordés pour chaque bouteille.

Art. 9. — Les aubergistes et autres personnes des environs des fontaines qui logeront des malades pourront emporter de ces Eaux pour l'usage de la table, sans être tenus à cette rétribution.

Art. 10. — L'usage des bains pouvant être en même temps nécessaire avec celui des Eaux, les propriétaires seront tenus de procurer, à ceux qui le demandent, une chambre de bain dans laquelle on aura soin de tenir de l'eau chaude et de l'eau froide, du feu, un lit garni et bassiné et du linge propre pour s'essuyer, ainsi qu'un garçon de bain pour y servir suivant le besoin.

Article 11. — Les bains avec les commodités et secours nécessaires et mentionnés en l'article ci-dessus, seront payés par toutes personnes indistinctement trente sols et si quelques-unes exigeaient un drap de cuve, elles payeront en outre, ainsi qu'il est d'usage, cinq sols.

Art. 12. — Comme il pourrait arriver que plusieurs personnes se présenteraient ensemble au même bain, pour prévenir la confusion qui en résulterait, chaque chambre de bain sera numérotée et ceux qui voudront en faire usage, seront tenus de se faire enregistrer chez le receveur pour y convenir de l'heure à laquelle ils pourront se rendre au bain qui leur sera indiqué par un numéro, et cet ordre sera, autant que les circonstances le permettront, observé pendant tout le temps qu'ils feront usage des bains. Personne ne pourra occuper une chambre de bain plus de deux heures pour le prix réglé ci-dessus ; et dans le cas où le besoin exigerait que l'on y restât plus longtemps, il sera payé pour chaque heure, qui suivra les deux premières, quinze sols.

Art. 13. — Il sera, autant que faire se pourra et que les emplacements pourront le permettre, libre à toutes personnes de l'un et l'autre sexe, de se faire réserver une chambre de bain pour son usage personnel pendant leur séjour aux Eaux, on leur en donnera la clef et elles seront tenues de payer pour ladite chambre, six livres par jour.

Art. 14. — Pour que toutes personnes, suivant leur état où leurs facultés, puissent profiter de l'avantage des eaux et des bains, on aura soin de réserver quelques chambres de bains à un prix plus modique, le receveur n'y fournira que l'eau chaude, l'eau froide, du feu et du linge nécessaire pour la sortie du bain, et il ne lui sera payé que 20 sols pour les deux heures que chaque chambre sera occupée, au lieu de trente sols fixés par l'article 11. Les mêmes chambres seront aussi affectées aux religieux, mendiants et aux pauvres qui seront admis gratis aux Eaux, aux conditions ci-après requises.

Art. 15. — Les personnes de l'Art nous ayant représenté que la douche était encore un moyen très utile, soit pour contribuer à la guérison de beaucoup de maux, soit pour préparer des parties affligées à l'usage des Boues, les propriétaires seront tenus de l'établir dans plusieurs chambres voisines des fontaines, lesquelles chambres dans lesquelles on trouvera les mêmes commodités et secours mentionnés, en l'art. 10, ne seront employées qu'à cet usage.

Art. 16. — Toute personne qui jugera à propos de prendre la douche, ne pourra se faire doucher plus d'une heure, elle sera aussi obligée de se faire enregistrer pour l'heure et la chambre à laquelle elle devra se rendre, et payera vingt sols pour chaque heure. Si quelques personnes après s'être fait doucher désiraient passer au lit, qui sera dans un cabinet voisin de la douche, elles payeront, en sus du prix ci-dessus, dix sols.

Art. 17. — Les propriétaires seront tenus de fournir à ceux qui feront usage des bains de boues, toutes les commodités qui seront jugées nécessaires pour les différents accidents ou les différentes situations que les malades devront observer, ils fourniront aussi des manteaux de toile grise et des coussinets et feront couvrir chaque loge de rideaux bien fermés pour la tranquillité et la décence. Les dits propriétaires ne pourront, sous quelque prétexte que ce soit, se dispenser d'entretenir, pendant la saison, un nombre suffisant de personnes de l'un et l'autre sexe, pour servir les malades dans leurs besoins, soit aux bains, soit aux douches, soit lorsqu'ils prendront les Boues et même pour y transporter et en retirer ceux qui seront hors d'état de marcher.

Art. 18. — Seront aussi tenus les dits propriétaires d'entretenir et fournir de l'eau chaude et de l'eau froide dans les lavoirs établis pour la sortie des boues, ainsi que du feu et le linge nécessaire.

Art. 19. — Il y aura un fontainier désigné pendant toute la saison des Eaux, au compte des dits propriétaires, pour la conduite et l'entretien des Boues, lequel fontainier aura soin de faire écouler les eaux superflues des loges, de nettoyer les courants, remuer et remplacer les boues desdites loges, d'ouvrir et fermer les ventilateurs et les croisées, afin de renouveler l'air dans le bâtiment aux heures qui lui seront indiquées ; il veillera aussi à ce qu'une loge une fois choisie pour un particulier, lui soit conservée pendant le temps qu'il restera aux Eaux, sans que personne puisse en faire usage sans le consentement du dit particulier, pour cet effet chaque loge sera numérotée et enregistrée du nom de celui qui en fera usage.

Art. 20. — Les personnes qui voudront prendre les bains de Boues, et qui y plongeront le corps entier ou en partie pendant quelques heures, comme il est d'usage payeront dix sols pour chaque fois.

Art. 21. — Ceux qui à la sortie des boues voudront passer dans les lavoirs où il leur sera fourni les secours nécessaires payeront quinze sols en sus du prix porté en l'article précédent.

Art. 22. — Il est expressément défendu à toutes personnes et sur tel prétexte que ce soit, d'emporter des Boues du bassin, comme aussi d'y jeter et enfoncer quelques corps étrangers qui pourraient les altérer ou blesser les personnes qui s'y plongeront.

Art. 23. — Les religieux mendiants qui se rendront aux fontaines pour incommodités reconnues seront exempts des droits attachés à ces eaux, bains, douches et boues minérales; mais ils seront tenus de les prendre aux endroits qui leur seront désignés. Les pauvres qui se présenteront pour pareil sujet n'y seront admis gratuitement que sur la représentation d'un certificat signé du curé et des magistrats, mayeurs et gens de loi des villages de leur résidence, lequel certificat constatera leurs infirmités et leur état de pauvreté.

Art. 24. — Les propriétaires et les préposés ne pourront prétendre ancune rétribution ni indemnité pour raison des terrains affectés au public, ni pour ceux à l'usage du militaire, et tous soldats, cavaliers et dragons admis à l'hôpital établi aux Eaux, jouiront gratuitement des Eaux et Boues minérales; seront cependant obligés les dits soldats, cavaliers et dragons de faire usage des Boues dans le quartier des bâtiments qui leur sera affecté, leur étant expressément défendu de se mettre ailleurs.

Art. 25. — Le sieur Desmilleville, médecin des hôpitaux militaires de Lille, et chargé par Sa Majesté de se rendre de temps en temps aux Eaux minérales de Saint-Amand, veillera avec soin à l'administration et à la distribution des dites

Eaux, à ce que les secours nécessaires pour l'usage de ces eaux, douches et boues soient fournis, aux malades avec l'exactitude nécessaire, à ce que les employés ou préposés des propriétaires remplissent exactement les différentes fonctions qui leur auront été assignées, et le dit sieur Desmilleville aura attention de rendre compte au Ministre, ainsi qu'à nous de tout ce qui lui paraîtra contraire au bien du service.

Art. 26. — Les dits propriétaires n'emploieront au service des malades que des gens de probité et de capacités reconnues, à peine d'en répondre en leur propre et privé nom.

Art. 27. — Sur ce qu'il nous est revenu qu'il se commettait des abus et qu'il y avait de la négligence relativement à la réception et l'envoi des lettres à la poste de Saint-Amand, et désirant établir une correspondance sûre et exacte pour l'utilité de ceux qui se rendront aux Eaux pendant la saison, nous ordonnons au receveur, établi par les propriétaires, de tenir chez lui une boîte fermée à clef, à l'effet d'y recevoir les lettres qu'il aura soin de faire porter deux fois par jour au bureau de la poste de Saint-Amand: savoir, le matin au passage du courrier de la Flandre, et l'après-midi à celui pour la France; cette boîte qui sera toujours fermée servira à rapporter chez lui les lettres qui arriveront par ces mêmes courriers, et chaque particulier sera tenu de les retirer, et en considération des frais et peines que lui occasionnera cet établissement, il lui sera payé un sol six deniers par lettre ou paquet, en sus du prix principal fixé à la poste; entendons néanmoins excepter de la disposition du présent article les soldats, cavaliers et dragons des troupes du Roi, lesquels ne paieront que la taxe portée par la suscription des lettres ou paquets.

Art. 28. — Le dit receveur sera tenu de rendre compte au directeur de la poste de Saint-Amand du montant des ports des lettres qui auront été acceptées, comme aussi de lui remettre, après un certain temps, celles cachetées qui ne l'auront point été, et il aura soin de renvoyer aux adresses, qui lui auront été indiquées, les lettres qui arriveront après le départ des personnes pour lesquelles elles seront destinées.

Art. 29. — Les auberges de la Croisette étant assez éloignées des fontaines pour que les malades, infirmes et estropiés qui y sont logés ne puissent se rendre aux Eaux qu'avec beaucoup de peine, et désirant leur en faciliter les moyens et pourvoir, autant qu'il est possible, à leur soulagement, nous ordonnons au dit receveur d'avoir et d'entretenir pour le service public une ou deux chaises à porteurs ou roulantes bien fermées et qui seront conduites par gens à ses gages ; et pour éviter toute espèce de contestation pour leur salaire, nous avons fixé chaque course de la Croisette aux Fontaines et des Fontaines à la Croisette ; savoir : pour une chaise à porteur quinze sols. Pour une chaise roulante, vulgairement appelée vinaigrette ou brouette, dix sols.

Art. 30. — Il est expressément ordonné aux aubergistes et habitants des environs des fontaines qui logeront des étrangers, pendant la saison des Eaux, de leur demander le jour de leur arrivé, leurs noms, qualité et lieu de résidence ordinaire et de remettre cette déclaration dans les 24 heures au capitaine commandant la partie militaire aux dites Eaux, sous peine de dix écus d'amende pour la première fois et de plus grande en cas de récidive.

Art. 31. — Seront tenues toutes personnes de quelque état, qualité et condition qu'elles soient, de se conformer au présent règlement pour l'usage et le paiement des eaux, douches et boues minérales de Saint-Amand, comme aussi de payer les impôts pour les vins et bières qu'elles consommeront soit dans les auberges, soit dans les maisons particulières des environs des fontaines, sans qu'elles puissent s'en dispenser sous prétexte d'exemptions personnelles et autres privilèges qui ne doivent pas avoir lieu dans un séjour passager.

Mandons à notre subdélégué à Saint-Amand et au sieur Desmilleville de tenir la main, chacun en droit, à l'exécution de notre présent règlement, lequel sera publié, affiché dans la ville de Saint-Amand et villages en dépendant.

Signé : TABOUREAU. (1)

------

1 Archives de Saint-Amand. Série GG. 3o.

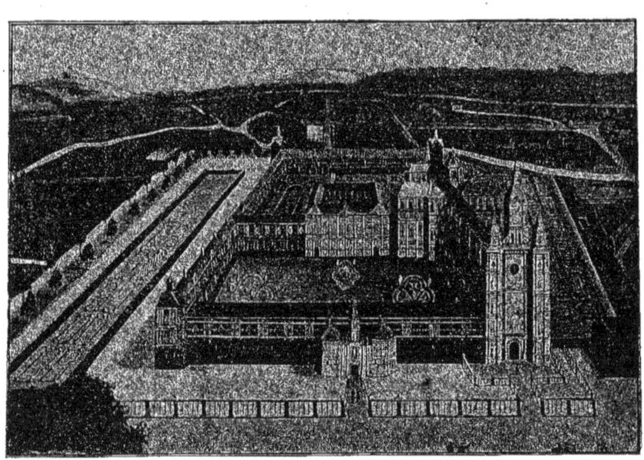

Vue d'ensemble de l'ancienne Abbaye de Saint-Amand, reconstruite par l'abbé du Bois, au XVII⁴ siècle.
(D'après le tableau conservé au musée de Valenciennes).
Gravure tirée de la *Vie Populaire de Saint Amand,* par M. l'abbé Emile Maes.

Le bien être des civils était alors sacrifié à celui des militaires. — Plaintes d'un baigneur au prieur de l'Abbaye de Saint-Amand.

Après les restaurations et les nouvelles constructions dont nous avons parlé, le nombre des soldats augmente, dans une telle proportion, que l'Intendant du Hainaut demande au prieur de vouloir bien céder à l'hôpital militaire, pour faire sécher le linge, un demi-bonnier (60 ares) de terre ensemencée, qui tenait à l'auberge de Jacques Bar et au bas du jardin de la veuve Virlai.

L'auberge de la Fontaine-Bouillon était toujours affermée à Jacques Bar, brasseur à Saint-Amand.

Le 20 juin 1769, M. Taboureau, intendant du Hainaut, encouragé par la générosité du prieur et des religieux ose leur proposer de se charger de la fourniture des lits et des aliments aux officiers et soldats. Jacques Bar était encore fournisseur jusqu'à la fin de 1770.

Notre établissement thermal devenait de plus en plus un hôpital militaire. Le bien être des bourgeois et surtout celui des petits particuliers était peu à peu sacrifié à celui des officiers et des soldats.

D'un autre côté, malgré les contructions et les restaurations successives, le côté hygiénique de l'établissement laissait alors beaucoup à désirer, comme on peut en juger par les observations suivantes adressées par un baigneur au grand prieur de l'Abbaye de Saint-Amand.

« La faculté entière y est d'une grande exactitude à remplir « ses devoirs.

« La nourriture du soldat est la même que celle de l'officier, « à cela près d'un petit rôti de bœuf, veau ou mouton, inatta- « quable souvent par la dent la mieux aiguisée. Le soldat a du « vin au lieu de bière, ce qui est essentiel pour le régime ; mais « au lieu de le boire, il le vend pour jouer ou se saouler quand « il sort. Pour réprimer cet abus, il faut mettre des treillis en

« fer aux fenêtres du dehors de l'hôpital, griller les fosses
« d'aisance et avoir un portier à la porte de cet hôpital (qui ne
« soit pas des environs de Saint-Amand) pour fouiller tant en
« entrant qu'en sortant, soldats, infirmiers, boulangers, perru-
« quiers et blanchisseurs.

« Le cafetier, surtout qui est à la porte et autres gens du pays
« qui viennent acheter le vin du soldat pour le lui revendre dans
« leur taudis plus cher et corrompu.

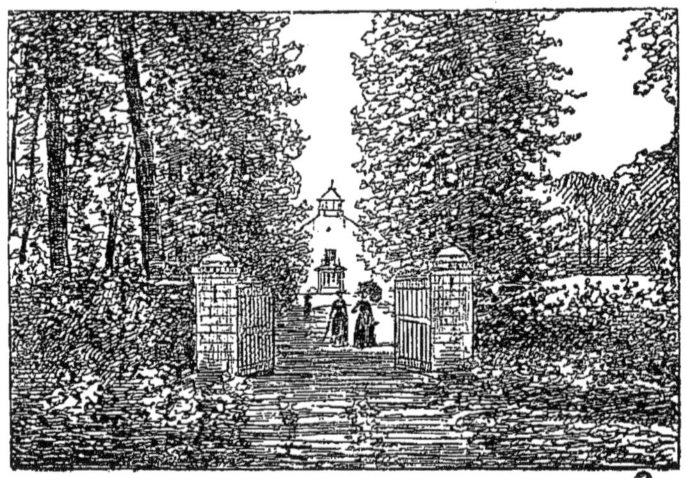

Entrée de l'Établissement Thermal du côté de la forêt.

« Le factionnaire, qui est à la porte, ne suffit pas pour empê-
« cher ce désordre, les soldats sont trop camarades pour se
« gêner mutuellement.

« Un abus non moins dangereux, c'est l'habitude où ils sont,
« de se laver perpétuellement le corps avec de la tisane ou eau
« bouillie qui ne tarit jamais dans la chaudière et qui leur
« cause des maux d'estomac terribles.

« Il y a encore un bien grand inconvénient dans cet hôpital,
« un soldat s'enivre-t-il, fait-il quelque petit tapage, le com-
« mandant le renvoie le lendemain à sa garnison, parce qu'il
« n'a pas de chambre de discipline pour le corriger, il ne serait
« pas difficile d'en établir une et alors il ne renverrait plus si

« légèrement les malades, qui sont souvent près du terme de
« leur guérison, et qui par ce moyen ne peuvent l'atteindre. »

Le confortable des chambres d'officier laissait comme vous
allez voir beaucoup à désirer « il serait essentiel que dans
« chaque chambre d'officier il y eût une petite armoire et des
« lits plus grands, la raison en est bien simple : on ne va le
« plus souvent à Saint-Amand que pour se rétablir à la suite
« de quelques fractures, on n'est point assez libre pour être
« toujours à fouiller dans la malle, afin de changer de linge
« comme le besoin se requiert à chaque instant du jour «.

L'hygiène était alors bien peu observée à l'établissement
thermal et surtout à l'hôpital militaire.

« Les commodités d'officiers et de soldats sont on ne peut
« plus mal placées puisqu'elles séparent le pavillon et les
« cuisines, au point d'infecter et corrompre les viandes, le
« bouillon et le beurre. D'ailleurs, la porte des soldats est
« toujours ouverte et il n'est pas possible de la pouvoir tenir
« fermer, ces commodités étant toujours pleines de monde
« fort pressé, de sorte que l'indécence y est la compagne insé-
« parable de l'infection.

« La fosse d'aisance des pauvres se trouve à la porte de la

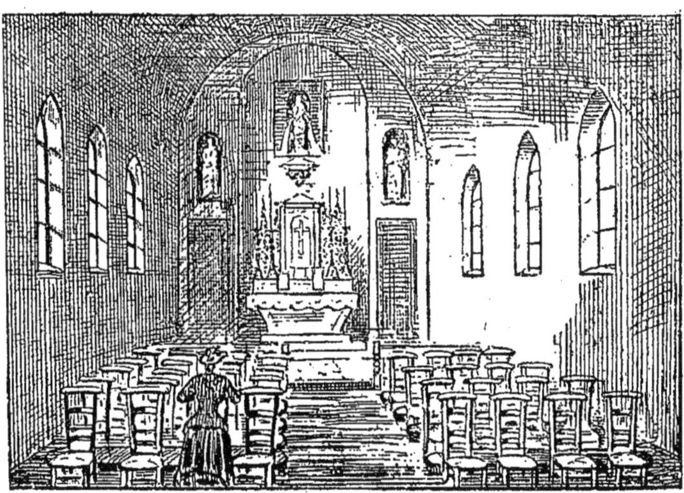

La Chapelle.

« chapelle, à la sortie des deux hôpitaux, et l'odeur gagne très
« fortement le grand salon d'assemblée au point de le
« faire déserter fort souvent. Moyennant une dépense, qui est
« urgente, qui n'irait pas à deux cents livres, et qui est néces-
« saire, car souvent on gagne aux Boues des maladies plus
« dangereuses que celles qu'on vient y guérir ; on pourrait
« établir une chasse d'eau qui nettoierait les latrines et enlè-
« verait ainsi l'infection ; c'est bien assez d'être obligé d'y
« devoir soutenir l'odeur du foyer de soufre qu'on y respire
« si fortement. »

L'auberge des religieux n'était pas mieux tenue. « L'infec-
« tion, qui règne dans l'hôpital militaire règne, presque par-
« tout ; l'aubergiste des religieux de Saint-Amand devrait être
« obligé de faire nettoyer sous toutes les fenêtres des
« malades, qui logent chez lui. L'endroit surtout du côté de
« son jardin est toujours plein d'ordure, parce que tout le
« monde y vide ses pots de chambre par la fenêtre, faute de
« domestique qui les aille vider ailleurs. L'infection journa-
« lière, qui en résulte tant en dedans qu'au dehors, ne contri-
« bue pas peu sans doute à faire déserter les boues. Le prix
« excessif de tout ce que l'on y trouve doit aussi en éloigner
« beaucoup de monde. Les chambres y sont à cinquante sols
« et trente sols par jour, les douches, les bains et les boues
« s'y paient trente-six sols, tandis que le directeur de l'hôpital
« militaire fournit tous ces objets à raison de sept à huit sols
« l'un parmi l'autre ; il est donc sensible qu'il n'y a que les
« personnes riches qui puissent profiter de ces Eaux, parce
« qu'avec le secours d'une voiture, ils se retirent dans les
« auberges à un quart de lieue de distance.

« Si, l'Abbaye de Saint-Amand faisait entretenir la pro-
« preté en dedans et en dehors de son auberge et si elle dimi-
« nuait, au moins de moitié, tous les remèdes qu'on y admi-
« nistre, on y verrait venir un plus grand nombre d'étrangers,
« et en outre l'avantage qu'elle en retirerait par la location de
« son auberge, elle mériterait la reconnaissance du pays par le
« bien qu'elle procurerait surtout aux bourgeois de St-Amand
« et aussi aux paysans des environs, qui trouveraient dans
« l'argent des étrangers une ressource considérable pendant
« l'été. »

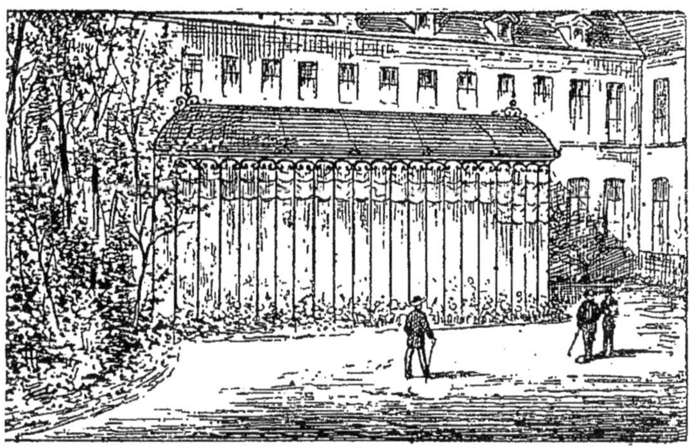

Serre et salon d'assemblée.

Malgré la mauvaise tenue de l'établissement thermal et l'avidité des fermiers aubergistes, les malades ne cessaient de venir aux Eaux et Boues de Saint-Amand, tant les guérisons y étaient nombreuses.

De plus, nous devons ajouter que le chemin de la Croisette, dégradé, défoncé par les lourds chariots qui transportaient, pendant la belle saison, les arbres des forêts de Saint-Amand et de Raismes aux rivages de Cubrai et de la porte de Condé, était rempli d'ornières, de fondrières qui le rendaient impraticable aux voitures de luxe.

Les entrepreneurs du transport des soldats malades ou blessés, de Valenciennes et des villes voisines à Fontaine-Bouillon, se plaignaient continuellement du mauvais état de ce chemin, surtout dans la partie comprise entre la chapelle de la Croisette et la cense de Bouillon. Pendant les années pluvieuses, les piétons pour éviter les fondrières suivaient à gauche, un sentier qui les conduisait en ligne droite à l'établissement thermal. Heureusement pour les baigneurs que M. Taboureau, intendant du Hainaut, qui porta toujours un si grand intérêt à cet établissement et M. le marquis de Cernay, seigneur du village et de la forêt de Raismes, se rendirent en voiture, pendant le mois de mai, à Fontaine-Bouillon. Leur voiture s'embourba et faillit se renverser plusieurs fois, dans les fondrières et les rigoles d'écoulement des Eaux. Aussi, l'intendant s'empressa-t-il de reprocher aux religieux le mauvais état dans lequel ils laissaient ce chemin. On l'améliora aussitôt en plaçant des *fassiaux* (longs fagots) dans les ornières et les rigoles.

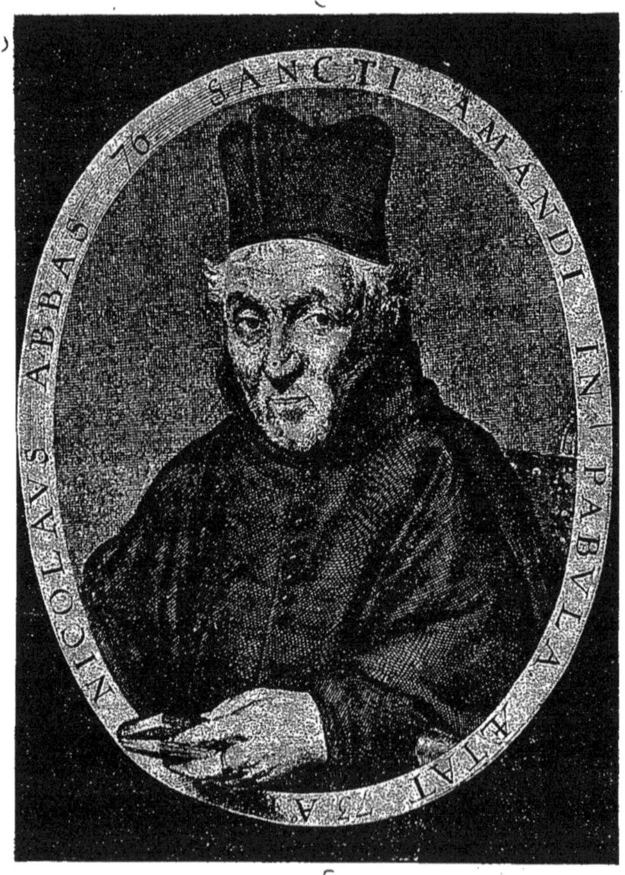

L'abbé du Bois. Fit construire la Tour en 1633. Gavure extraite de la *Vie Populaire de St-Amand*, par M. l'abbé Emile Maes.

Observations humoristiques d'un jeune religieux sur les baigneurs, les Eaux et Boues, pendant la saison de 1766.

Antoine-Alexandre Gosse, religieux du Couvent d'Arrouaise, sous le nom de Dom Floride Gosse, est l'auteur d'Essais sur Saint-Amand et d'une lettre sur les Eaux et Boues de Saint-Amand, qui se trouvent à la bibliothèque d'Arras.

A l'âge de 22 ans, ce religieux tomba malade au Couvent d'Arrouaise, fut soigné par un ami de famille, le docteur Godefroy, de la ville de Péronne, et vint achever sa guérison à la Fontaine-Bouillon, auprès de ses parents. Son père, Georges-Alexandre Gosse, né à Douai le 27 novembre 1700, était médecin à Saint-Amand depuis 1725 et de l'hôpital royal militaire des Eaux et Boues de Saint-Amand, depuis 1740. C'est de là, qu'il envoya à son médecin, les impressions de son séjour à notre établissement thermal.

A M. Godefroy, médecin à Péronne, secrétaire du roi.

> De Céphale la jeune amante,
> N'a point encore à mes crayons
> Offert de ses premiers rayons,
> La gerbe toujours renaissante.
> Je n'entrevois dans le lointain
> Que l'or bruni du crépuscule;
> Et me voilà le verre en main.
> O le régime ridicule!
> Du moins, dit un vieux carabin,
> Mon bon ami, mon bon voisin,
> Que la croix des guerriers décore,
> Si c'était du Rogome!... rien,
> On vous fait devancer l'aurore.
> Ici quelque jeune cerveau
> Tracerait entre l'hippocrène
> Et notre bouillante fontaine,
> Un parallèle tout nouveau,

> Où de la grotte souterraine,
> Exprès pour nous servir de l'eau
> Evoquerait la souveraine.
> Il n'en est rien. Notre échanson
> N'habite point le sein de l'Onde.
> C'est un fort honnête garçon
> De son pays, bien sans façon,
> Et d'une souplesse profonde ;
> Ce gobelet qu'il m'a versé
> C'est à vous que je vais le boire,
> A vous dont le zéle empressé
> M'a garanti de l'ombre noire.....
> Mais que d'accoutrements divers
> Que de babils et de r asades
> Que de visages de travers !
> Que d'ex-voto pour la naïade
> Il n'est de coin dans l'univeis
> Qui n'ait envoyé son malade.

« Rien de plus comique, en effet, Monsieur, que le spectacle de cette multitude d'hommes et de femmes de tous les pays et de toutes les conditions, qui se trouvent en deshabillé à la Fontaine, au lever du soleil. Italiens, Allémands, Espagnols, Anglais, hommes blancs, hommes noirs, hommes jaunes, hommes basanés, toutes les couleurs de l'espèce, toutes les langues s'y rencontrent.

« Chacun se leste du volume d'eau, porté par son bulletin, et va ensuite digérer, comme il peut, dans les promenades voisines : celui-ci clopin-clopant, celui-là d'un pas plus leste, aucun en courant à toutes jambes. C'est encore le médecin qui décide l'allure. Ceux qui ne viennent ici que pour grossir la compagnie, passent assez volontiers la matinée dans les bois, le long des étangs ; ils faut bien qu'ils s'amusent puisqu'ils n'ont rien de mieux à faire.

> L'un par d'inévitables traits,
> Aux hôtes légers des forêts,
> Fait éprouver sa meurtrière adresse ;
> L'autre aux chantres ailés tend de perfides rets,
> Ou présente aux peuples muets
> Dans le cristal de l'onde une amorce traîtresse.

« Les Eaux minérales ne sont éloignées de la porte de Condé que d'une bonne demi-lieue et consiste en quatre ou cinq fontaines puantes, dont la plus considérable est la Fontaine-Bouillon, ainsi nommée à cause de la quantité de bulles d'air qui s'élèvent à sa surface.

« Quant aux Boues, c'est un terrain plus infecte encore, d'environ 100 pieds carrés, couvert depuis vingt ans en ardoises et en vitrages. Une forte charpente divise la superficie en échiquier et lui donne assez l'air d'un jeu d'échecs. Car de même qu'à ce jeu chaque pièce occupe sa case, le roi, la reine, les fous, les cavaliers, les tours et même les pions; ainsi, aux Eaux de Saint-Amand, on voit ranger sur une même ligne, un négociant, une sœur grise, un colonel, une présidente, un évêque, une lady, un capucin, une comédienne etc. C'est le même mélange dans la ligne parallèle, au regard de l'autre, le menu peuple représente les pions.

« Chaque individu est enfoncé dans la boue, l'un jusqu'aux genoux, l'autre jusqu'aux hanches, celui-ci jusqu'aux reins, celui-là jusqu'à la nuque, chacun selon la nature de son mal. Revenons au jeu d'échecs.

> Pour figurer l'une des tours,
> Trainé par six chevaux en pompeux équipage
> Il nous vint à pas lents, un énorme visage
> Dont l'œil à peine embrasse les contours.

> . . . .
> . . . .

> Vaste beauté digne des cantons suisses.

Cette monstrueuse épouse d'un fermier général était si grasse, si épaisse que le menton lui tombait sur la poitrine, la poitrine sur le ventre, le ventre sur les cuisses, les cuisses sur les mollets, les mollets sur les talons. C'était une cascade de chair.

N'allez pas croire qu'un si grand embonpoint soit le fait de la gourmandise. Elle fait ordinaire avec son chien, chacun leur biscuit, c'est tout ce qu'il leur faut par jour. Aussi la graisse de cette monstrueuse Iris est aussi légère que la fine pâtisserie. Elle ne peut s'enfoncer d'elle-même dans la boue. Deux hommes pour l'aider lui monte sur les épaules, et comme en raison de son volume elle déplace une grande

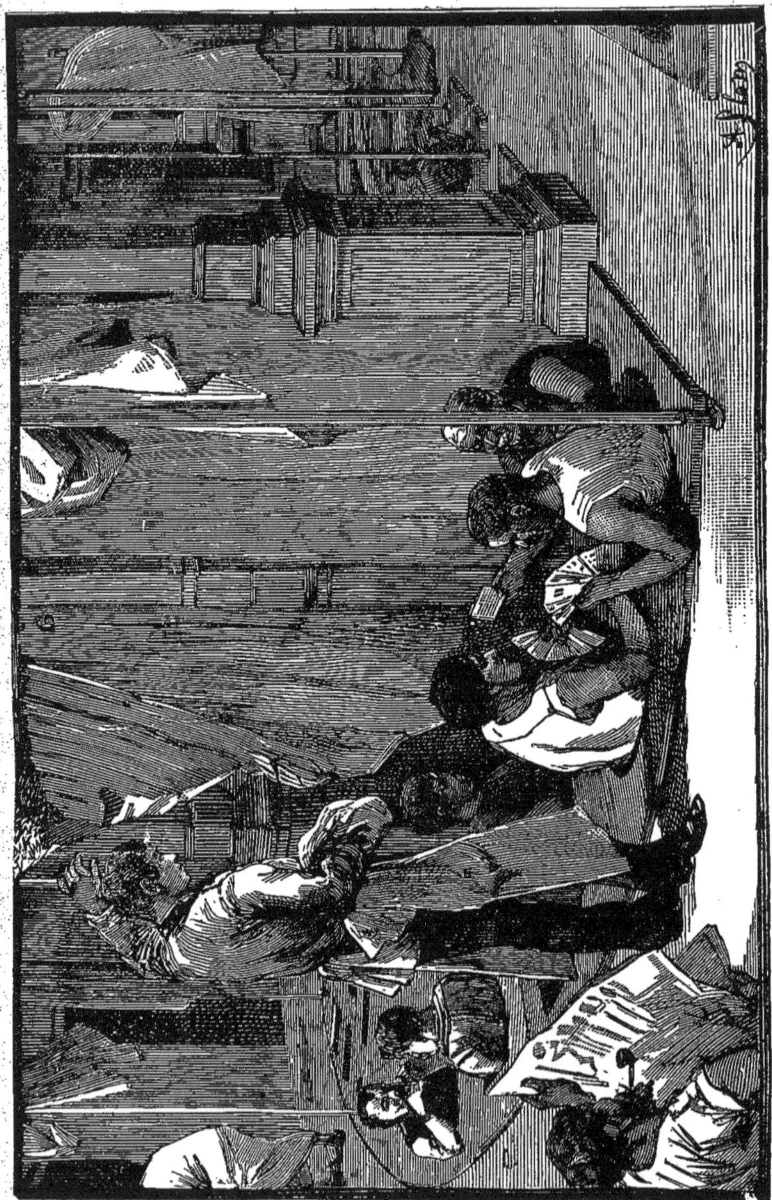

Bains de boues

quantité de boue, il se fait lorsqu'elle y entre un flux et un reflux si sensible, qu'il se communique à toutes les loges et que chaque malade est obligé d'y danser, quelque peu d'envie qu'il en ait.

« Une autre tour de cet échiquier est un sixain de Bordeaux défoncé par le haut et échancré en descendant vers le milieu.

« C'est la loge d'un vieux parisien de vingt-cinq ans. Elle lui sert à deux usages, tantôt pleine d'eau, tantôt pleine de boue. Ah ! le pauvre mazet !

« C'est bien l'antipode de la grasse financière.

> Je ne sais par quel stratagème
> Du charnier des Saints Innocents
> Sauvé seul, entre tant de gens,
> Il veut avec sa face blème
> Contre la mort qui le poursuit,
> Chercher si loin un sauf conduit.
> Sans nez, sans barbe, sans crinière,
> Et relié comme un bouquin
> Non pas en veau, mais en velin.

> Et bien qu'en qualité d'humain,
> Il tâche à lever la paupière,
> Son dos, durci comme l'airain,
> En forme d'une anse d'aiguière,
> Le force à fixer la poussière,
> Qui l'attend peut-être demain.
> Mais il faut voir, sur ses pincettes,
> Se promener la canne à la main,
> Ce prototype des squelettes !
> Ses genoux, qui sont en avant
> Et se touchent à chaque instant,
> Feraient danser les castagnettes...
> Ah ! le malheureux, bien souvent,
> Me cause des peurs effroyables !
> Il ne faudrait qu'un coup de vent
> Pour l'envoyer à tous les diables.

« C'est vraiment le cul-de-jatte de Mécène, gai comme un pinson et la mort sur les lèvres. Architecte de son métier, il est encore bon musicien. Il joue de la basse comme fait Bershaut, (célèbre violoncelliste Valenciennois). Vous chercheriez en vain, dans l'univers, un concert ordonné comme celui que nous entendons ici, tous les jours, depuis 10 heures du matin jusqu'à midi. Figurez-vous notre parisien dans son tonneau les bras libres et devant son pupitre, avec son violoncelle; à ses pieds à droite et à gauche, deux jeunes demoiselles, en regard, dans la boue jusqu'aux oreilles et chantant à ravir. Un peu plus loin un abbé, dont on ne voit que la moitié du buste, rendant le premier violon, avec une flûte d'Allemagne, et son voisin, officier de cavalerie, qui a tous les membres bons, excepté une jambe, jouant la partie du second. Tel est notre orchestre et il faut avouer que toute la salle lui a beaucoup d'obligations, les heures y passent infiniment plus vite....

« Vous devinez aisément comme on est fait quand on sort de sa loge, surtout lorsqu'on y est plongé entièrement. Le diable n'est pas plus noir, c'est une robe de boue, de deux pouces d'épaisseur, qui se moule sur votre corps et vous en avez toujours pour une demi-heure à vous décrotter et laver dans un cabinet destiné à cet usage.

« Mais j'entends le signal de la table. Tout le monde a fait sa toilette. Il semble que c'est une autre société. La bonne chère règne partout et provoque des indigestions. Je ne puis m'empêcher de regretter l'ancien usage. Dans mon enfance, on dinait ici en bonnet de nuit et en robe de chambre, et l'on ne mangeait que des viandes très saines, visées par le médecin de l'hôpital. On entend dire quelquefois, que les Eaux de Saint-Amand n'ont plus la même vertu : c'est à l'intempérance des *bobelins* qu'il faut s'en prendre. Le grand nombre d'oisifs qui se donnent aujourd'hui rendez-vous à vos fontaines, comme à toutes les eaux du monde, a occasionné ce bouleversement. Passe encore pour la comédie, trois fois par semaine, et le bal tous les dimanches ; il faut la gaieté aux malades; mais la bonne chère et les remèdes ne peuvent aller ensemble.

Que ferons nous dans l'après-dînée? Je vois des groupes se former. Les vieilles dames et les officiers estropiés vont à la redoute jouer au whist. Des carrosses et des cabriolets

emmènent à Valenciennes une partie de la société. Une autre
s'enfonce dans la forêt, dans la forêt silencieuse où des
chênes énormes rappellent à l'imagination le gui sacré et le
culte de nos pères.

> Sous les abris de leur feuillage,
> On voit chaque jour
> Les *to* de trente villages
> Plantés exprès tout à l'entour,
> D'un nectar doux autant qu'utile
> Elles vont remplissant leur mamelle servile.
> Soustraite aux fruits de leur amour,
> On les entend, à leur retour,
> Par des mugissements, appeler la fermière.
> Un instinct toujours sûr les conduit, sans détour,
> Chacune dans sa chaumière,
> Cependant, sire Loup, parfois,
> En happe quelqu'une au passage
> Et voilà dit un vieil adage
> Ce que c'est que d'aller au bois.

« Toutes ces vaches s'en vont et reviennent en faisant sonner
leur sonnette. (1) Ce n'est pas une musique fort agréable, mais
comme c'est la première que j'ai entendue dans ma vie, elle a
encore quelque chose qui ne me déplaît pas.

« J'aime d'ailleurs la campagne et mon plus grand plaisir est
d'aller voir dans leur chaumière paisible, les bons et robustes
paysans avec qui j'ai autrefois joué à la *poussière* ».

C'est aussi à Dom Floride Gosse qu'on attribue la chanson
suivante, en patois de Saint-Amand, que chantaient encore,
dans la première moitié de ce siècle, les bûcherons du hameau
de la Croisette.

---

(1) La forêt de Saint-Amand était alors presque l'unique moyen d'existence de presque toutes les familles des hameaux de Cubray, de la Croisette et du Mont-des-Bruyères. Les hommes y travaillaient comme bûcherons, les femmes y coupaient l'herbe qu'elles fanaient pour l'hiver et
les enfants y soignaient les bestiaux, dans les *parties défensables*, c'est-à-
dire en état de se défendre de la dent des animaux.

Un arrêté du 5 vendémiaire, an 6, puis une loi du 28 ventose, an 11,
supprimèrent le droit de pâturage dans la forêt de Saint-Amand.

Din les bots dé L'fontaine.

Din les bots dé L'fontaine
Un buveux d'ieau eun'fot
A l'cache tout seu y s'in allot,
Y s'infonce, Y s'infonce !
Tout s'qo fin fond du bot
Tandis qu'l'soir i v'not, (bis).

É v'la l'temps qui s'égargoule,
V'la qun intind l'tonner,
V'la qui q'minche brav'min à pluvoir ;
Yin qué al'dig, ê dac,
V'la qun n'y vot pus l'jour,
Non pus quéd din un four, (bis).

Él lind'main à l'maténée
Y cache après sin qu'min,
Y cache incor i né l'trouve nin,
Ravise o son d'un quène
Y découvre un bocq'lion
Ouvrant là tout o son, (bis).

Descends, donc mon ami
Et dis-moi je t'en prie
En quel endroit je suis ici ?
Vous êtes au pied d'Viconne
V'la lavâ les Cloquets (1)
Et talheur vous y trez, (bis).

É l'brav' boclion l'ramène
Tout s'qo bord du hamiau,
E'tnez chi monsieu bel et biau !
On m'a volé ma bourse
Cette nuit dans ce bois
Ainsi que tu me vois.

Je ne puis récompenser

---

1 Il s'agit ici des clochers de l'abbaye de Vicoigne.

Le service important
Que ton bon cœur me rend

. . . .

. . . .

Viens avec moi vivre à Paris.

J'ai trop quier min vilache
Pour min allé si lon
Là jé n'trouvrai m'y d'boclion.

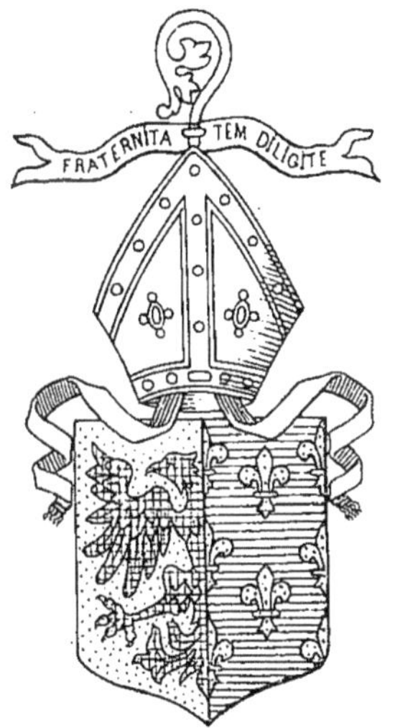

Armes de l'abbaye de Saint-Amand.

Médecins pensionnaires de l'abbaye et de la ville
de St-Amand, directeurs des Eaux et Boues et
de l'Hôpital militaire, leurs notes et ouvrages
sur l'établissement thermal et les principales
guérisons qu'ils y ont constatées.

Dès la fin du XVIIe siècle, les médecins essaient d'analyser
nos eaux thermales, afin de se rendre compte des nombreuses
guérisons inespérées qu'ils y observent. Mais les sciences physiques et chimiques sont dans l'enfance et ces études n'ont
pour nous qu'un intérêt historique.

Héroguelle est le premier qui ait écrit sur les Eaux de
Saint-Amand.

En 1683, il en fit un éloge pompeux dans un ouvrage, imprimé à Tournay et intitulé:

Etablissement des Fontaines minérales de Saint-Amand.

En 1665, il dédia au roi Louis XIV son second ouvrage,
imprimé à Tournay : la *Vraie Panacée*; enfin, en 1690, il publia :
La Fontaine triomphante de Saint-Amand, brochure imprimée
également à Tournay.

Le sieur Héroguelle, docteur pensionnaire de l'Abbaye et
de la ville de Saint-Amand, nous apprend dans « Sa vraye
anatomie du Grand Bouillon » qu'il existait, en 1685, « deux
fontaines minérales que Dieu a crées sur les terres dépendantes de cette très célèbre et très magnifique abbaye, qui
sont d'une même source, appelées, l'une le petit Bouillon, la
plus ancienne qui a l'honneur et le bonheur d'avoir guéry le
serenissime archiduc Léopold de la gravelle, et l'autre le
grand Bouillon, nouvellement découverte, par mon industrie
et curieuse recherche, dont on use à présent avec tant de
succès. »

« Pendant mon séjour à Tournay ayant appris qu'il y avait
une merveilleuse fontaine chaude, profonde comme un abîme,
éloignée d'une heure environ de Saint-Amand, qui sentait le
souphre ou la poudre à canon, avec tant de force, que les

chevaux se rebutaient, lorsqu'ils passaient proche de ce lieu.
Je me transportai sur le lieu, où je pris une bouteille d'eau,
qui avait l'odeur de souphre aussi forte que celle d'Aix, mais
la saveur moins désagréable..... »

Le 10 septembre 1684, M. de Blegny, directeur de l'Académie des nouvelles découvertes en médecine et qui passait
pour le médecin le plus éclairé et le chirurgien le plus habile
de son temps, écrivit à M. de Villeneuve, neveu de M. l'Abbé
d'Anchin la lettre suivante :

Monsieur,

*Ayant réfléchy sur ce que vous m'avez marqué touchant Monsieur
l'Abbé, je n'estime pas qu'il doit hésiter à prendre les Eaux de
Saint-Amand, mais je voudrais qu'on les lui donnast par grada-
tion, en telle sorte que son estomach s'y accoutumast comme insensiblement, ce qui arrivera d'autant plus vraisemblablement que
les minéraux et le souphre dont elles sont chargées, les doit rendre
supportables à ceux mêmes qui sont habitués aux boissons fer-
mentées, telles que sont le vin et la bierre dont Monsieur l'Abbé a
toujours usé. Quoy qu'il en soit, si on voyait quelles luy fussent
contraires, il n'aurait qu'à les quitter, sans craindre qu'elles
eussent fait aucune altération qui puisse tirer à conséquence.*

Je suis toujours avec la même vénération.

Monsieur

Votre très-humble et très obéissant serviteur,

De BLEGNY.

L'Abbé d'Anchin, qui résidait à Douay, était âgé de 82 ans;
il souffrait de la gravelle.

De Héroguelle, avait observé les bons effets des eaux de la
Fontaine Bouillon « sur quelques religieux en l'Abbaye de
Saint-Amand, Coliqueux, devenus Gouteux et Paralytiques. »

Il ajoute que la ville de Saint-Amand « quoy qu'elle soit
« réduite à la nécessité, est néanmoins assez riche, si elle
« considère les trésors que ses fontaines tiennent cachés dans
« leurs seins

Surdo fabulam narro

Quia ignoti nulla cupido,

« Cette incomparable fontaine, si salutaire et propre contre
« toutes sortes de maladies désespérées, rebelles et languo-
« reuses, est de douze pieds de longueur, dix de largeur et

« trente ou quarante de profondeur, entourée d'arbres et de
« roseaux et d'un cabinet fabriqué de bois, située au bout
« d'un grand pré, proche d'un bois et d'une cense nommée la
« cense de Bouillon, qui dépend de l'Abbaye de Saint-Amand
« distante de trois quarts d'heure ou environ de ladite ville,
« où les malades contemplent avec plaisir un beau et grand
« parc où la nature et l'art semblent se combattre à l'envi,
« et où ils sont le séjour de leurs délices.

« Ils n'ont pas sujet de s'y ennuyer, parce que les yeux
« rencontrent incessamment des nouveaux objets qui les con-
« tentent. Là d'un côté, ils voyent la très célèbre et très ma-
« gnifique Abbaye de Saint-Amand dont ils admirent les
« merveilles de longues allées d'arbres qui semblent retrescir
« en manière de perspective par l'éloignement de la veüe.
» D'un autre côté, les jardins et les prez émaillez de diverses
« couleurs des fleurs, où on voit courir les cerfs et les biches ;
« d'autre part, les bois et les bocages avec leurs cabinets
« fabriquez de ces arbrisseaux qui font une nuit en plein
« jour, en faveur de ceux qui ont envie de dormir ; les rivières
« et les viviez environnez d'arbres et les parterres réjouissant
« ceux qui les considèrent à l'œil. »

Héroguelle cite un grand nombre de guérisons opérées par les eaux du grand Bouillon « qui firent beaucoup
« de bruit et beaucoup d'applaudissements et donnèrent une
« grande réputation aux eaux de Saint-Amand. »

Thumesnil, chapelain de la paroisse de St-Amand, rendant
compte de l'état de sa santé à Héroguelle s'écrie : « Je respire
« librement, je mange comme un loup, je dors comme un
« cochon huit ou neuf heures durant, et mon enflure est
« toute dissipée et mes jambes extrêmement fortifiées, les-
« quelles étaient débiles et peu fermes, avant l'usage de ces
« eaux, qui me purgèrent par les sueurs, par les selles et les
« urines. Et grâce à Dieu qui a créé ces eaux miraculeuses
« en ce lieu, je jouis d'une entière et parfaite santé. »

Notre Hippocrate nous parle encore des cures merveilleuses
« de l'un des plus signalez Bourgeois de la ville d'Amiens,
« qui, après avoir été traité inutilement huit mois entiers par
« toutes sortes de médecins, avait perdu l'espérance de sa
« guérison, lorsqu'il rencontra Monsieur le Chevalier des

« Couteaux qui avait usé des eaux de Saint-Amand, par
« ordonnance de Monsieur Emery, très habile et très expéri-
« menté médecin, pensionnaire de la Ville d'Arras, qui luy
« conseilla d'avoir recours à l'usage de ces eaux, qui le gué-
« rirent parfaitement dans l'espace de trois semaines. C'était
« en 1684, au commencement d'octobre. »

La même année 1684, dans la première décade de septembre, un dominicain du couvent d'Arras, malade depuis
quatre ans, fut envoyé à Saint-Amand, par son prieur, le
Révérend père Fatou, « qui avait appris les merveilles que
« faisaient ces eaux en la cure des maladies les plus rebelles,
« incurables et désespérées », et il recouvra la santé au bout de
quinze jours. Le prieur de l'abbaye d'Arras et surtout le sous-
prieur, qui avaient rétabli leur santé, grâce à l'usage de ces
eaux, publiaient hautement que l'eau du Bouillon-Fontaine était
« une eau miraculeuse de laquelle on ne saurait assez admi-
« rer et estimer les vertus et les opérations. Il faudrait, ajoute
« t-il être l'ennemi de la vérité pour n'avouer pas que ces
« eaux seules guérissent les maladies les plus obstinées,
« incurables et désespérées. »

En 1697, Brisseau, médecin des hôpitaux du roi à Tournai,
se fit expédier des eaux de la Fontaine-Bouillon et opéra à
Tournai, une cure presque désespérée, qu'il raconte dans une
lettre à Fagon, médecin du roi Louis XIV: « une jeune demoi-
« selle, dit-il, était réduite à l'extrémité par une dureté de
« ventre, avec une fièvre lente et vomissement de bile noire,
« le tout causé par une suppression des mois. Comme le
« temps pressait et ne donnait pas le temps d'attendre une
« meilleure saison, je les lui fis boire dans son lit, au mois
« de février pendant une rude gelée; elles passèrent à mer-
« veille et la tirèrent d'affaire. »

Madame l'Abbesse du Sauvoir, la nièce de M. de Choiseul
évêque de Tournai, fut entièrement guérie d'une tumeur
squirreuse au foie, par les eaux de Saint-Amand, qu'elle avait
bues à Tournai, sur les conseils de M. Brisseau.

Dans une première lettre à M. Fagon, en 1697, sur les
succès obtenus par l'usage des eaux de Saint-Amand, M.
Brisseau s'exprime en ces termes:

« Les maladies qui ont fait le plus d'honneur aux Eaux de

« Saint-Amand ont été les cachéxies, les hydropisies, même
« les jaunisses, les coliques obstinées, les migraines, les ver-
« tiges, les longs rhumatismes et autres indispositions causées·
« par obstruction ou par la salure ou l'acrimonie du sang et
« de la lymphe. Ce qui a le plus surpris c'est qu'elles ont
« souvent guéri deux maladies toutes contraires. Le sexe y
« a trouvé deux secours opposés pour le défaut et l'excès de
« ses purgations. Elles lachent le ventre et en font cesser les·
« flux invétérés. Les graveleux, qui sont en ce pays fort com-
« muns, y courent en foule et s'en louent fort. Je n'en ai pas
« vu un seul, qui ayant passé par toutes les autres eaux, ne
« dît plus de bien de celles-ci, La raison qu'on en peut don-
« ner, c'est qu'étant fort douces, elles coulent et débarrassent
« les conduits des reins sans les irriter ; c'est par la même·
« raison qu'elles sont utiles aux autres affections des reins et
« de la vessie. Les estomacs languissants y retrouvent leur
« appétit. »

Dans une seconde lettre, du 23 juillet 1697, adréssée aussi
à M. Fagon, dans laquelle il cherche à établir la composition
des eaux, il ajoute : « C'est surtout aux maladies du bas ventre·
« et aux autres qui en dépendent que ces eaux conviennent. »

Il reconnaît dans une troisième lettre, écrite le 25 juillet
1701, à un médecin de ses amis, que les eaux minérales constituent un puissant remède « contre le rhumatisme, le scorbut,
« la vérole, les dartres et toutes les affections de peau prove-
« nant de causes internes. »

Pour éviter les répétitions, nous dirons que les mêmes propriétés curatives des eaux minérales, sont consignées dans
les ouvrages de Mignot, Brassart, Gosse, et Bouquié. Mignot
médecin des hôpitaux du roi, à Mons, a fait imprimer, en 1700,
à Valenciennes, son *Mémoire* sur les eaux de Saint-Amand, et,
en 1714, à Lille, son *Traité des Eaux.*

Ce médecin nous apprend qu'en combinant l'usage des
bains et des boues avec celui des eaux en boisson, on
obtient des guérisons inespérées dans les maladies de la
peau.

Brassart, ancien médecin de l'hôpital militaire de Saint-
Amand, a fait imprimer, en 1714, son *Traité des Eaux de
Saint-Amand.*

En 1700, paraît le *Journal de tout ce qui s'est passé aux Eaux de Saint-Amand*, par Pithois. Ce petit livre intitulé le *Temple d'Esculape*, était dédié à M. le Maréchal de Boufflers.

Le 24 avril 1748, M. Morand, chirurgien célèbre de Paris présente à l'Académie des Sciences un *Mémoire sur nos eaux minérales*.

En 1750, George-Alexandre Gosse, médecin de l'hôpital militaire de Saint-Amand, fait imprimer à Douai, ses observations sur les Eaux de Saint-Amand, dans un ouvrage dédié au duc de Boufflers, petit-fils du maréchal de ce nom.

En 1749, Jean Moreau de Sechelle, conseiller d'Etat, intendant de Flandre et des armées du roi, nomme chirurgien en chef de l'hôpital militaire de Saint-Amand, Pierre Bouquié, chirurgien des armées du roi Louis XV. Bouquié était alors sous les ordres de Maurice de Saxe.

Ce célèbre chirurgien, après avoir vu beaucoup de soldats de l'armée du vainqueur de Fontenoy recouvrer la santé par l'usage des Eaux et Boues de Saint-Amand, publia, en 1750, *un Essai sur les propriétés physiques et curatives des Eaux et Boues de Saint-Amand.*

Parmi les nombreuses guérisons observées à Fontaine-Bouillon, par Pierre Bouquié, nous citerons celles d'Antoine Noël, du régiment Dauphin-Étranger, compagnie de Granville, âgé de 26 ans, d'un tempérament sanguin, « atteint d'une sciatique des plus considérables, et parfaitement guéri, au bout d'un mois par l'usage des eaux et des bains »; de Jean-Baptiste Beneton, soldat au régiment d'Auvergne, compagnie de Mascaron, qui, s'étant endormi dans une prairie, pendant la nuit, fut pris à son réveil d'engourdissement et de douleurs vagues dans presque toutes les parties du corps, douleurs, qui prirent le caractère de rhumatisme. Ce soldat malade depuis huit mois, fut complètement guéri après avoir bu pendant vingt jours les Eaux minérales de Saint-Amand et pris dix bains. St-Romain, soldat dans le régiment d'Enghien, compagnie de Migrais, « avait depuis un an, une douleur rhumatismale dans le pied gauche, dont il était fort incommodé. Il a bu les Eaux pendant quinze jours, a mis son pied dans les bains et dans les boues; ce qui l'a guéri à peu de chose près. »

Perrin, cavalier dans le régiment d'Orléans, compagnie de

Villac, âgé de 45 ans, tempérament sanguin, fort et robuste, affecté d'une douleur rhumatismale depuis trois ans, la vit disparaître au bout de vingt-trois jours, par les Eaux minérales prises en boisson et en bains.

Lille, soldat au régiment de Vermandois, compagnie de la Combe ; Sans-Quartier, soldat du régiment de Champagne, compagnie Lieutenante ; La Sobies, soldat dans le régiment Royal-Corse, compagnie de Cornano etc. etc., furent aussi guéris radicalement de rhumatismes, par les Eaux minérales de Saint-Amand.

M. Bouquié a observé que nos Eaux et nos Boues étaient « singulièrement propres à combattre l'humeur dartreuse. « Parmi un grand nombre que j'ai vu guérir ou soulager, je « ne ferai mention que d'une dame religieuse du Quesnoy de « l'ordre de Saint Augustin. Cette religieuse, âgée d'environ « 36 ans, était affectée d'une dartre vive qui lui couvrait tout « le corps ; le visage n'en était pas exempt, en sorte qu'elle « était hideuse à voir... Les eaux et les bains qu'elle prit dans « dans le cours d'un mois firent tout ce qu'on pouvait en « attendre de plus heureux. Ils adoucirent tellement son « sang, que les dartres tombèrent insensiblement par écailles ; « ce qui arriva de même dans toutes les autres parties. La « peau s'adoucit, les rides s'effacèrent, en un mot, elle fut « presqu'entièrement guérie de cette première tentative.

« Alors elle fut se reposer chez une de ses tantes, pendant « trois semaines, et revint vers la fin du mois d'août, re- « prendre un remède dont elle avait tout lieu de se louer. Ses « espérances et ses peines furent bien récompensées ; car « elle fut radicalement guérie ». (1)

Dans son *Essai historique et analytique des Eaux et Boues de Saint-Amand*, imprimé à Valenciénnes, Desmilleville, méde- cin des hôpitaux du roi à Lille, en Flandré, en 1767, exa- mine l'utilité des établissements relatifs à leur usage.

Enfin, nous citerons encore, les *Journaux des guérisons opé- rées par l'usage des Eaux et Boues minérales de Saint-Amand*, pendant les années 1767, 1768, 1769, 1770 et 1771 par Desmil- leville et imprimés à Valenciennes en 1773. Desmilleville

(1) Essai sur les propriétés physiques et curatives des Eaux de Saint Amand par Pierre-Paul Bouquié

fut aidé dans l'analyse des Eaux et Boues de Saint-Amand par Decroix, apothicaire et très habile chimiste à Lille.

Tous les médecins dont nous venons de parler ont aussi reconnu les bons effets de nos Eaux et Boues contre la stérilité.

« Il semblerait, dit Desmilleville à ce sujet, que les « vertus presque générales qu'on attribue aux Eaux minérales « de Saint-Amand, devraient en diminuer la confiance : mais « je peux assurer que, depuis 1760 que je fréquente chaque « année ces Eaux, j'ai vu avec admiration quantité de cures « opérées par leur usage ».

M. Desmilleville, médecin du roi à Lille, avait été nommé intendant des Eaux minérales de Saint-Amand, en 1760. Fonctions qu'il remplit jusqu'en 1772.

Tous ces ouvrages et celui de *Trécourt*, D^r en médecine, chirurgien-major de l'hôpital militaire de Rocroy et correspondant de l'Académie royale de chirurgie de Paris, imprimé à Cambrai, en 1775, et dédié à Messire Louis-Gabriel Taboureau de Reaux, conseiller du roi, intendant de justice, police et finances de la province du Hainaut etc., démontrent que la réputation dont jouissaient les Eaux et Boues de Saint-Amand était certainement bien méritée.

« Une pratique de trente années, dit Trécourt, en qualité de médecin et de chirurgien-major de l'hôpital militaire de Rocroy, m'a souvent fourni des occasions d'observer et d'admirer l'efficacité de ces eaux, surtout depuis les guerres de 1744. Je peux dire, avec vérité, que de tous les soldats, à qui je les ai ordonnées, les uns ont été parfaitement guéris et les autres en ont reçu de très grands soulagements, qui donnaient lieu d'espérer qu'une seconde saison aurait procuré une entière guérison. On ne doit pas se promettre que de longues infirmités puissent céder dans une seule saison à la vertu des Eaux minérales, quelque salutaires qu'elles puissent être ; il en faut quelquefois deux, trois et même quatre. J'ajoute à cela qu'il faut les prendre, non seulement avec persévérance, mais encore avec confiance ; cette dernière condition est d'autant plus nécessaire, que toutes les fois qu'on fait usage d'un remède, auquel on n'a point confiance, on le

prend toujours avec répugnance et on le prend mal. La persévérance est nécessaire aussi.

L'on a vu des personnes qui avaient été trois fois prendre
les eaux, les boues, sans en ressentir de soulagement bien
marqué et qu'une quatrième saison a guéries radicalement. »

Aux XVIIe et XVIIIe siècles, les Eaux thermales de Saint-
Amand étaient plus célèbres que celles d'Aix, de Bourbon et
de Barèges.

La guérison que procura à un grand nombre de personnages
religieux ou militaires l'usage des Eaux et Boues porta au
loin le grand renom de l'établissement thermal de St-Amand.

Outre le Cardinal Granvelle, évêque d'Arras, l'Abbé
d'Anchin, etc., l'archiduc Léopold, le vaincu des plaines de
Lens et les maréchaux, Maurice de Saxe, le vainqueur de
Fontenoy, le duc de Vendôme, le marquis de Montrevel,
le duc de Montesquiou, nous pouvons encore citer M. de
Baudre, gentilhomme de Basse Normandie, garde du corps,
de la Compagnie de M. le Prince de Tingry ; M. le comte de
l'Estang, officier de la marine ; M. de Touffreville, ancien
major de la citadelle de Cambrai etc., etc.

«Dans le combat que la frégate du roi, *la Bellone*, soutint le
21 février 1759, sous les ordres de M. de Beauharnais, contre
deux frégates anglaises, je fus blessé dit le comte de l'Estang,
de deux coups de canon : par l'un à la partie gauche des reins
et par l'autre à la cuisse et à la jambe du même côté. Plusieurs chirurgiens habiles jugèrent les os des iles fracassés,
le fémur fendu, le périoste et le nerf sciatique déchirés. Les
douleurs extrêmement violentes que je souffrais, les déterminèrent, (après que les plaies furent cicatrisées, voyant d'ailleurs l'inutilité d'une quantité de remèdes topiques), à me
conseiller l'usage des *bains et des douches de Barèges j'y fus
en 1760, 1761 et en 1764 ; j'obtins pour succès la première
fois, la résolution d'une ankylose au genou et une sorte de liberté dans le mouvement des muscles de cette extrémité.* Malgré cet avantage, je fus réduit à passer l'hiver dans le lit,
ma jambe se raidit et je ne pus plus me mouvoir sans le
secours de deux béquilles. Dans cette situation de douleurs
continuelles et très vives, *j'ai parcouru sans soulagement la
plus grande partie des Eaux minérales du royaume et quelques
unes des pays étrangers. Déterminé enfin à me faire couper*

la cuisse, on me conseille les Boues de Saint-Amand, pour dernière ressource. J'y fus arrivé le 7 juillet 1767. Ces bains firent d'abord augmenter les douleurs au point de les rendre souvent insupportables : je ne me lassai pas de me plonger chaque jour durant 4 et 5 heures et quelquefois 9 et 10 heures. Enfin, le 8 du mois d'octobre, je ne sentis plus aucune douleur et je commençai à poser le pied à terre, ce que je n'avais pu faire depuis 7 ans et demi : il ne me restait plus qu'une faiblesse extrême, qui s'est dissipée ; cette partie a repris de la nourriture depuis cette époque, et elle est aujourd'hui aussi forte que l'autre ; elle s'allonge même au point de me faire espérer un rétablissement parfait. Donné à Lille le 23 septembre 1767.

Signé : le comte de l'Estang de Ry, lieutenant de vaisseau du roy. »

Trécourt, le chirurgien-major de l'hôpital militaire de Rocroy et correspondant de l'Académie royale de chirurgie de Paris, en nous donnant ce certificat, ajoute : *Si je voulais rapporter toutes les cures merveilleuses et extraordinaires opérées par les Eaux de Saint-Amand et insérées dans les journaux, consacrés à la curiosité du publique et à la conservation de la vérité sur l'efficacité de ces Eaux un volume ne suffirait pas pour chaque année.*

M. de Rocheneuve, capitaine aux Grenadiers de France et Mademoiselle Raby américaine, qui fut plus tard marquise de Choiseul, envoyés aux Eaux de Saint-Amand par Morand et Petit, docteurs en médecine de Paris, y furent complètement guéris, en 1766.

M. Gosse signale un grand nombre de cures opérées à l'hôpital militaire de Saint-Amand, pendant l'année 1766, par l'usage des bains, des eaux et des boues, entre autres celles de vingt soldats guéris de paralysie.

Le journal de M. Goudemant, chirurgien-major au même hôpital, renferme aussi de nombreuses guérisons nous citerons celles de quatorze soldats « atteints de douleurs, faiblesses, raidissement de membres ensuite de chutes, de blessures, de fractures ou d'opérations. »

On trouve dans les journaux des médecins des Eaux et Boues de Saint-Amand, des cures remarquables opérées par ces Eaux et Boues sur un grand nombre de religieux.

Nous signalerons celles de Placide, récollet du couvent de

Binche, envoyé aux Eaux de Saint-Amand par M. Courbon, chirurgien de feue son altesse royale, à Mons.

D'Antoine Talbari, religieux, cordelier du couvent de Rouen; de M. Bachelet, curé de la paroisse de N. D. du Thilles-Beauvais âgé de 59 ans, *j'eus, dit Bachelet, une attaque d'apoplexie, le 23 juin 1766, qui me réduisit à l'état de pur automate.*

Après avoir épuisé tous les secours de l'art, on se décida à m'appliquer les vésicatoires tant au cou qu'au gros des jambes; ce qui me rappella à la connaissance, dont on profita pour m'administrer des sacrements. J'avais été si dangereusement malade, qu'on m'avait désigné un successeur etc. Les suites de cette fâcheuse attaque, furent une paralysie sur les lombes et les extrémités inférieures qui me retint au lit pendant un an, au bout du quel temps, un de mes amis me fit part des cures merveilleuses dont il avait été témoin dans de semblables circonstances, par les Eaux minérales de Saint-Amand, dans un voyage qu'il y avait fait. Ce récit me détermina à faire le voyage. Étant arrivé aux sources, le 31 juillet 1767, je commençai à boire deux verres d'eau, le lendemain quatre, en continuant ainsi pendant trois semaines. Après trois bains et trois boues, j'ai marché avec deux bâtons, au grand étonnement de ceux qui m'avaient vu précédemment. A la sixième boue je n'en portais plus qu'un; aujourd'hui, 20 du courant, je puis m'en passer; mais, plus par prudence que par besoin, je fais usage d'une canne. Un changement si soudain, qui fait l'admiration de tout le monde, donne aux infirmes l'espérance de jouir du même bonheur. Je partis le 22 courant, pour rendre la ville de Beauvais, témoin de ma guérison inattendue; le soussigné aurait craint de manquer à la reconnaissance qu'il doit aux Eaux de Saint-Amand, s'il avait laissé ignorer au public les services qu'elle lui ont rendus.

Signé: **BACHELET.**

Voici un autre certificat de guérison:

Je soussigné frère Isidore Rivart, récollet de la province de Flandre, certifie qu'en suite d'une maladie, il m'est survenu une grosseur au genou, sans apparence d'aucun dépôt fixe, laquelle M. Bucher, chirurgien de Chimai, très renommé, a dissoute par le moyen de quelques liqueurs. Les humeurs sont descendues dans la jambe avec une telle violence, que j'ai été obligé de tenir le lit pendant l'espace de deux mois avec grande douleur, et de *marcher avec béquilles, Le dit Bucher ayant mis en usage tout ce que son art exigeait pour un pareil accident, savoir: applications de ventouses, vésicatoires, bains aromatiques et autres choses, dont je ne connais pas les effets; prévoyant qu'il ne pouvait pas venir à bout d'un mal si opiniâtre, m'a conseillé d'en faire consulte; elle a été faite par M. Jaclart médecin expert de la ville de Mons, M. Griez, médecin de son altesse royale, Mme la duchesse de Lorraine et par MM. Chenap et Antoine, tous deux chirurgiens experts de la même ville. On résolut de m'envoyer aux Boues de Saint-Amand, où ayant usé des boues et des bains, pendant l'espace de 17 jours, j'en suis parti sain et guéri, ne me restant qu'un peu de faiblesse dans les parties qui avaient été affaiblies par les mauvaises humeurs. Quant aux Eaux, lorsque j'en buvais trois ou quatre verres, je trouvais autant de bénéfice qu'après une bonne médecine: Quâ de causa tastificor quœ suprà. De l'Hermitage le 18 janvier 1769.*

Signé : RIVART.

Enfin de 1767 à 1771, plus de deux cents soldats furent complètement guéris à l'hôpital militaire de Saint-Amand sans compter ceux qui n'avaient que quelques douleurs rhumatismales etc., comme ces soldats appartenaient à 56 régiments différents savoir : d'Aunis, d'Artois, de Royal vaisseau, de Salis, du Piémont, de Bourgogne, de Lyonnais, de la Loire, de la Reine, de Yenner (Suisses), de Chartres, de Navarre, de Royal Pologne, du Bourbonnais, de Diesbach, de Guyenne, de Clermont Prince, de Normandie, de Strasbourg, d'Aquitaine, de Picardie, de Clare, de Royal Bavière, de Roquemore, du Roi, de Waldemer, d'Erlack, de Vivarais, de la Fère, de Bavière, de Flandres, de Condé, de Berry, d'Enghien, d'Auvergne, de Bourbon, de Bocard, d'Aigremont, de Montecler, de Dillon, de la Mestre de camp, de la Couronne, de la Colonelle-Générale, de Royal Suédois, de Bercheny: de Bulkeley (Irlandais,) de Berwick, de Courten, d'Orléans, de l'Ile de France, de Metz, de Schomberg, de Belzunce, de Beaujolois, de Grenadiers de France, du Royal Dragon, nous serons bien en droit d'en conclure, que l'hôpital militaire des Eaux et Boues de Saint-Amand recevait des soldats blessés ou malades, des régiments dont les garnisons étaient bien éloignées de Saint-Amand. Nos Eaux et Boues avaient donc alors, auprès de l'administration militaire, une bien grande renommée.

Le citoyen Arnet, médecin inspecteur, des Eaux et Boues minérales de Saint-Amand, en l'an 9, reconnut, pendant les sept années qu'il y a passées, qu'un grand nombre de maladies, qui étaient alors regardées comme incurables, ont été guéries par l'usage de ces Eaux et Boues. Il cite les observations qu'il a faites sur plus de 700 militaires envoyés aux Eaux et confiés à ses soins et à ceux du chirurgien en chef de l'hôpital militaire de Saint-Amand.

Les campagnes antérieures à l'an 6, la conquête de la Hollande surtout qui avait été faite au cœur d'un hiver très rigoureux, avaient occasionné chez un très grand nombre de militaires, des rhumatismes portés au dernier degré, et qui furent suivis chez plusieurs de paralysie et de marasme.

Beaucoup des plus malades furent envoyés aux Eaux de Saint-Amand. *Presque tous ont été guéris ou singulièrement soulagés dès la première année et la plupart de ces derniers ont trouvé la guérison radicale aux Eaux de Saint-Amand, la seconde année.*

Les malades gravement rhumatisés avaient, dit Arnet, « les membres plus ou moins atrophiés; mais, sans aucune « exception, on a vu les membres flétris par le marasme, « reprendre de l'embonpoint et de la chaleur, avant même « d'avoir récupéré le mouvement, indice sûr d'un acheminement « ment à la guérison, à laquelle ces circonstances ont constamment « préludé, chez tous ceux qui ont trouvé la guérison « aux Boues de Saint-Amand.

Le citoyen Arnet, dit aussi avoir vu, dans les mêmes années un grand nombre de militaires chez qui les accidents dus « aux rhumatismes avaient été singulièrement aggravés par « l'usage des Eaux thermales d'Aix-la-Chapelle, de Barèges « ou de Bourbonne-les-Bains, etc.. être radicalement guéris « par la douce et permanente température des Boues de « Saint-Amand. »

« Les membres couverts de cicatrices étendus et par suite atrophiés, moins libres dans leurs mouvements, ou paralysés même entièrement, ont aussi recouvré, constamment, aux Eaux de Saint-Amand, leur embonpoint ordinaire et la liberté de leurs mouvements. »

Enfin, ajoute-t-il, « on peut dire généralement, que les
« Eaux et Boues de Saint-Amand conviennent singulièrement
« dans les paralysies non célébrales, dans les affections
« psoriques, surtout dartreuses, dans la gravelle et les obs-
« tructions du bas ventre, surtout spasmodiques; que sous
« tous ces rapports, elles offrent une ressource précieuse
« surtout pour les militaires à la suite d'une guerre. »

Nous terminerons l'énumération, déjà trop longue de quelques unes des nombreuses cures, qui, dès la fin du XVIIe
siècle avaient établi la légitime renommée des Eaux et Boues
de Saint-Amand, par la guérison du général baron Lahure,
qui s'est illustré dans les guerres de la Révolution et de
l'Empire. Ce général qui conçut et exécuta le hardi projet de
s'emparer de la flotte hollandaise retenue dans les glaces du
Helder, fut blessé à la bataille de la Trebbia (1er Messidor, an
VIII), par une balle qui lui brisa la jambe à la hauteur de la
cheville; de la plaie énorme qui s'y était formée les chirurgiens retirèrent, avec des fragments d'os, une portion de la
boucle de l'éperon et des morceaux de cuir que la balle avait
enfoncés dans les chairs.

Voici en quels termes il parle de la cure qu'il vint faire à
Fontaine-Bouillon.

« Ma convalescence fut longue; pour la hâter, les médecins
« m'envoyèrent prendre les Boues de Saint-Amand-les-Eaux
« dans le département du Nord, près de Valenciennes; elles
« étaient considérées comme très efficaces pour les blessures
« d'armes à feu. J'en éprouvai effectivement le plus grand
« bien, car je me guéris parfaitement; mais je restai boiteux,
« l'articulation du pied n'existant plus. »

Lahure fut investi plusieurs fois du commandement du
département du Nord. En 1815, lorsque les ennemis péné-
trèrent en France, il sut par son esprit conciliant, sauver de
la destruction les forteresses du Nord.

Ce général est mort, dans sa terre de Wavrechain-sous-
Faux, dans le canton de Bouchain, le 24 octobre 1853.

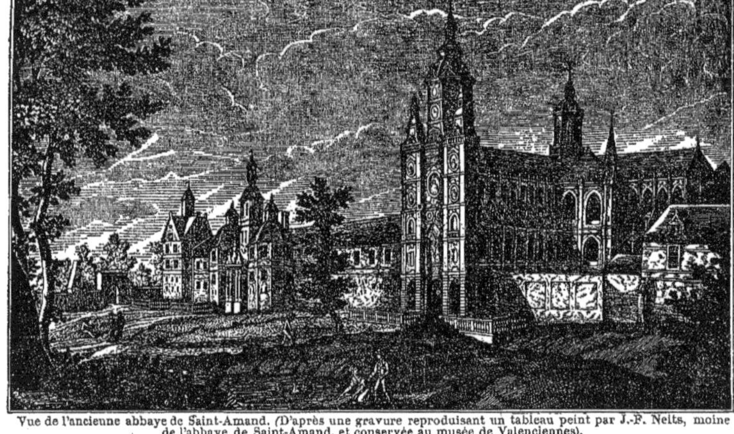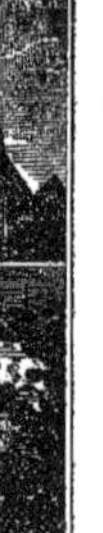

Vue de l'ancienne abbaye de Saint-Amand. (D'après une gravure reproduisant un tableau peint par J.-F. Neits, moine de l'abbaye de Saint-Amand, et conservée au musée de Valenciennes).

Voir *La Notice historique sur la célèbre abbaye de Saint-Amand* par Victor Croix. En vente, chez M. Gouy-Druon, imprimeur à Saint-Amand, rue Thiers, 5. Prix 0,60.

Les Religieux exploitent eux-mêmes, pendant vingt ans, les Eaux et les Boues

Après la résiliation du bail emphytéotique accordé à Jacques Bar et le paiement d'une indemnité, les religieux exploitèrent eux-mêmes de 1764 à 1784 les Eaux et Boues Leur exploitation consistait, exclusivement, dans la location aux baigneurs des cases du bassin des boues, des chambres pour bains d'eau froide ou chaude et la vente des Eaux sur place ou expédiées en bouteilles et en tonneaux, en France et surtout en Belgique. Beaucoup de médecins des Flandres, du Hainaut, de l'Artois et de la Picardie se faisaient envoyer des eaux minérales de Saint-Amand pour traiter les malades chez eux. Les moyens de communication étaient rares et les transports difficiles et coûteux. On voyageait très peu. La preuve en est que les premiers fermiers lu monopole des messageries royales firent tous banqueroute. Si les personnes valides hésitaient à entreprendre un voyage, même, dans leur province, les personnes malades, à plus forte raison, ne se résignaient à se déplacer, à se faire transporter à Fontaine-Bouillon, que sur les conseils, les arguments pressants des médecins et dans l'espoir d'une prompte guérison. Les expéditions d'eaux minérales étaient alors d'autant plus nombreuses que très souvent elles étaient adressées gratuitement aux établissements religieux et aux curés des villes et des campagnes, pour y être distribuées aux malades pauvres. D'un autre côté, le règlement de l'intendant Taboureau permettait aux aubergistes et aux autres personnes de la Croisette et même de la ville de St-Amand, qui logeaient des malades, d'emporter des Eaux minérales pour l'usage de la table et cela sans être tenus à la rétribution de deux sols et six deniers pour chaque bouteille d'eau enlevée aux fontaines. De sorte que la vente des eaux, qui aurait dû constituer le plus grand revenu, rapportait bien peu aux religieux.

En 1784, ils ne perçurent que la somme de 2400 livres, et

cependant nous dit Trécourt: « Messieurs les religieux de
« l'Abbaye de Saint-Amand se sont toujours distingués par
« les dépenses immenses qu'ils ont faites dans la vue de pro-
« curer toutes les ressources possibles à ceux que la nécessité
« amène à ces Eaux et Boues pour y recouvrer la santé, de
« sorte qu'il y a peu d'endroits de ce genre où l'on trouve
« autant qu'à Saint-Amand. »

Celui qui réalisait, à Fontaine-Bouillon, les plus gros bénéfices c'était l'hôtelier ou plutôt l'aubergiste. Aussi les Bar avaient-ils eu soin de conserver, lors de la résiliation du bail, les bâtiments de la cense de Bouillon, qu'ils avaient transformés pour loger et traiter les buveurs d'eaux et ceux qui venaient faire usage des boues, et le petit pavillon, renferment quelques chambres à prendre des bains, qu'ils avaient bâti, lorsqu'on construisit l'hôpital militaire. Les Bar furent jusqu'à la Révolution les aubergistes de la Fontaine-Bouillon et les fournisseurs des lits et des vivres pour les officiers et les soldats.

Ils avaient aussi établi dans les bâtiments de la cense de Bouillon, une brasserie, une boulangerie et une salle de débit de bière, de vins etc., ils n'avaient donc cédé, en 1764, aux religieux que les bâtiments nécessaires à l'exploitation des Eaux et des Boues.

M. Virlet et plus tard sa veuve ont tenu pendant longtemps l'auberge de Fontaine-Bouillon.

Louis Abel Beffroy de Reigny, qui trouva aux Eaux et Boues de Saint-Amand la guérison, épousa, vers 1774, Mlle Virlet. Il avait alors 22 ans. L'auteur des *Lunes*, qui habita longtemps Saint-Amand a publié, en l'an VIII, dans le dictionnaire néologique, un article bien peu flatteur pour les Saints Amandinois, qui vivaient à cette époque ; « La ville de Saint-Amand
« est assez jolie, mais les Saints Amandinois ne passent pas
« pour le peuple le plus spirituel de la Flandre. On ferait dif-
« ficilement une idée de leurs usages, de leurs mœurs et de
« leur conversation. Il semble que ce petit pays soit un pays
« de sauvages et qu'il n'ait aucune relation avec les pays envi-
« ronnants. Valenciennes, qui n'est qu'à trois lieues de là, offre
« un contraste frappant avec Saint-Amand par la politesse,
« l'urbanité, l'amour des arts, qui la distingue et l'on dirait que

« ces deux villes sont situées à deux mille lieues l'une de
« l'autre..... Ce qui a donné *à la ville de Saint-Amand un grand*
« *renom dans toute l'Europe ce sont les Eaux minérales et surtout*
« *les Boues situées à trois quarts de lieue de la ville à l'entrée d'une*
« *vaste et superbe forêt, que les guerres de la Révolution ont*
« *furieusement éclaircie et dégradée.* »

Nous nous hâterons de dire que si le portrait des Saints
Amandinois était exact, autrefois, il ne l'est certainement plus
de nos jours.

D'ailleurs *Cousin Jacques,* c'est ainsi que se faisait appeler
Beffroy de Reigny, passait pour avoir une imagination plus
hardie que pondérée.

A cette époque, un pauvre paysan de Nivelles, imbécile
toujours affublé de six à sept habits de couleurs différentes,
mais plein de santé et de gaieté, avait l'habitude de faire de
fréquentes visites à notre établissement thermal. Ce paysan
dont le vrai nom était Joseph Leclercq, né à Nivelles le 4
février 1720 et mort à Saint-Amand le 6 janvier 1785, était
connu dans notre ville sous le nom de *Cousin Jacques.*

Par suite d'une plaisanterie de quelques dames qui compa-
rèrent cette variété d'habits de Cousin Jacques avec l'imagination féconde et un peu déréglée de Beffroy de Reigny.
L'auteur des Lunes, prit alors de lui-même le sobriquet de
Joseph Leclercq.

En 1784, les religieux se décidèrent à donner à bail, à
Nicolas Lemaire-Loribaut, pour six ans consécutifs et moyennant la somme de 1800 livres, les Eaux et Boues. Acte fut
passé par devant Mᵉ Houzé, notaire royal à Saint-Amand ; en
voici les principaux passages.

« Le 10 décembre 1784, Dom Henri Donné, grand prieur de
« l'église et de l'abbaye de Saint-Amand, accorde à titre de bail,
« pour six ans consécutifs, au sieur Nicolas Lemaire de Lori-
« baut, les Eaux, Bains et Boues, Douches et avec tout ce qui
« sert à leur usage, ainsi que tous les droits qu'a la dite
« Abbaye de percevoir pour l'usage des dites Eaux, Bains et
« Boues etc., conformément à l'ordonnance et règlement de
« l'intendant de Hainaut, du 10 avril 1767 ». L'entrée en jouissance fut fixée au jour de la Toussaint et le rendage à 1800
livres de France.

« A charge d'entretenir proprement les haies vives, les

« allées et avenues des promenades, de les sabler en temps,
« d'y placer des bancs en distance convenable et les entre-
« tenir. Il sera fait une évaluation de ces bancs et des
« meubles. »

« Il devra faire nettoyer les fosses, les aqueducs ou canaux
« servant de décharge des eaux, des fontaines et des boues,
« et ceux qui fournissent l'eau nécessaire au lavoir des sol-
« dats, ainsi qu'aux bains communs qui leur sont destinés.

« Il devra avoir un fontainier à ses gages, et fournir des
« gobelets ou verres blancs nécessaires et de différentes
« grandeurs pour la distribution des Eaux, ceux qui s'y
« trouvaient en 1768, appartenant à la dite abbaye, entreront
« dans l'estimation à faire, n'ayant pas été repris dans l'éva-
« luation du 13 mai de la même année.

*Sera aussi tenu le sieur preneur d'avoir des bouteilles neuves
et propres à transporter des eaux, devra les boucher, les cimenter,
cacheter et envoyer aux adresses qui lui seront indiquées avec un
certificat imprimé, le tout conformément à l'article 6 du règlement.*

On expédiait alors, surtout pendant l'hiver, beaucoup d'eaux
minérales de la Fontaine-Bouillon. Brisseau et Bouquié ont
signalé un grand nombre de cures merveilleuses obtenues par
l'usage des Eaux prises, en boisson, à domicile. M. Brisseau,
dans une lettre à M. Fagon, nous parle, entre autres guérisons, de celle d'une jeune fille, à qui il fit boire, à Tournai,
des eaux minérales de Saint-Amand.

« L'exploit, le plus considérable dit-il que je fis alors avec
« ces eaux, fut la guérison d'une jeune demoiselle réduite à
« l'extrémité, à qui j'avais fais prendre inutilement tous les
« remèdes pour une dureté douloureuse de tout le ventre avec
« fièvres lentes, et des vomissements de bile noire, le tout
« causé par une longue suppression des mois. Comme le mal
« pressait et ne me donnait pas le temps d'attendre une meil-
« leure saison, je les lui fis boire, ici, dans son lit, au mois
« de février pendant une rude gelée: elles passèrent à mer-
« veille et la tirèrent si bien d'affaire, qu'elle est présentement
« une des premières dames de la ville et a eu plusieurs
« enfants. »

« En général, le dit preneur devra entièrement se conformer
au dit règlement, tant pour tout ce qui concerne le service du

public que pour tout ce qui pourrait être à la charge des propriétaires; y fournir et entretenir tous les linges, meubles et ustensiles, comme aussi tout le charbon et bois nécessaires, avoir des domestiques suffisants, tant hommes que femmes et le tout à ses frais et dépens ; de telle sorte que le public raisonnable en soit content, que le sieur bailleur ne soit ni recherché, ni intéressé, ni même en ait aucune plainte supérieure et fondée, car en ce cas, il se réserve le droit de résilier le présent bail, ce qu'il pourra faire par un simple avertissement, sans autre formalité de justice.

Devra le dit preneur fournir du feu dans le salon de compagnie, les jours qu'on en demandera, et il devra entretenir proprement le salon, dont il lui sera libre de tirer l'avantage et le profit qu'il pourra, en choses décentes, honnêtes et permises, il jouira aussi des chambres basses et hautes ainsi que du lavoir, qui sont au bout du neuf bâtiment des bains en dessus de l'escalier, à condition néanmoins qu'il ne pourra le louer à personne, qu'avec la permission expresse du sieur bailleur, pour le temps seulement qui lui sera prescrit, s'en réservant le sieur bailleur l'usage, ainsi que des meubles qui y sont. Le dit preneur devra fournir gratis aux religieux de la dite abbaye, qui, avec la permission du sieur bailleur, devront faire usage des eaux, les bains, douches et boues, généralement tout ce qui est nécessaire à leur usage et donner aux dits religieux, toutes préférences, autant que faire se pourra.

Jouira, au surplus, le dit preneur, des greniers au-dessus du vieux et du neuf bâtiment des bains et de la chambre où sont les réservoirs d'eaux pour les douches. Il pourra en cas de besoin se servir de la blanchisserie, de la moitié de la grange, quand elle ne sera point empêchée et de la moitié de la dernière écurie du côté de la petite fontaine.

Ne pourra, le dit preneur, donner à loger à qui que ce soit dans les chambres des bains, ne devra non plus admettre personne gratis à l'usage des eaux, bains, douches et boues; excepté les pauvres de l'hôpital en quelque nombre que ce soit.

A été, en outre, conditionné que le sieur preneur ne pourra prétendre aucune modération sur son rendage, à moins qu'il fasse constater en son registre, qu'il devra affirmer véritable, qu'il y aurait une perte notable dans sa perception de tous les droits et émoluments qu'il y aura reçus, dans la même année, déduite des charges et mises pour le service, pendant y celle, y compris trois cents livres pour les peines et salaires du preneur.

Auquel cas de perte bien constatée, il devra se tenir pour content de la modération qu'il plaira au dit sieur bailleur raisonnablement arbitrer et lui passer. »

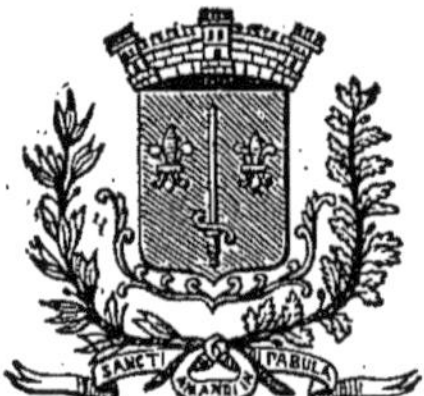

Armes de la Ville de Saint-Amand-les-Eaux.

L'Établissement Thermal pendant la Révolution, Couthon, Westermann, Dumouriez et les Autrichiens à Fontaine-Bouillon.

Après la mort de Nicolas Lemaire de Loribaut, la veuve continua à tenir l'Établissement Thermal, jusqu'à la Toussaint de l'an 1791, c'est-à-dire, une année après la fin de son bail. Elle abandonna, à la ville de Saint-Amand, cet établissement, devenu bien national. En 1792, elle émigra et ses propriétés furent vendues, en 1794, comme biens devenus nationaux. La ville de Saint-Amand se chargea elle même de la gestion des Eaux et Boues.

Au mois de mai 1790, notre municipalité résolut d'acheter l'Établissement Thermal et les autres biens de l'Abbaye, qui depuis le 2 novembre 1789 étaient à la disposition de la Nation comme biens nationaux. Elle chargea MM. Charpentier et Nicolas Bloqueau, maîtres maçons à Saint-Amand, d'estimer les bâtiments de la Fontaine-Bouillon, alors occupés par la veuve Nicolas Lemaire de Loribaut. Ils estimèrent l'hôtel à 21,746 et les bâtiments des eaux et des boues avec les chaudières, cuves et autres ustensiles à 9,209 fr.

La ville présenta, le 20 juillet 1790, une soumission pour l'acquisition de tous les biens nationaux, mais elle ne fut pas prise en considération.

L'Établissement Thermal, qui avait reçu bien peu de baigneurs, en 1791, en reçut encore moins en 1792. Car la grande guerre de la Révolution, qui devait enfanter, pendant 20 ans, tant l'héroïsme venait de s'ouvrir, sur notre frontière, par la malheureuse affaire de Boussu-Quiévrain.

Les uhlans ennemis commençaient à faire de fréquentes incursions dans nos villages frontières qui n'étaient pas protégés, comme notre Établissement Thermal, par l'Escaut. Ils pillaient surtout les maisons des maires et des curés constitutionnels. Le 19 mai 1792, les Autrichiens s'emparèrent du village de Rumegies, qui était défendu par les dragons de

Schomberg, les soldats du régiment de Navarre et la garde nationale. Le 29 mai, les postes français du Coq et de Macou sont attaqués par 2,000 hommes et 600 cavaliers et se replient sur Condé.

L'ennemi ayant fait camper 8,000 hommes sur le Mont de la Trinité et 7,000 hommes sur la route de Tournay à Lille, le vieux maréchal de Luckner établit un camp de 10 à 12,000 hommes, sur la hauteur de Maulde, occupée aujourd'hui par le fort Beurnonville.

Le 5 juin, le vieux maréchal de Luckner, qui avait alors pour chef d'état-major Berthier, qui fut plus tard la main droite de Napoléon, traverse Saint-Amand à la tête de l'armée du Nord, va camper, du 5 au 11, à l'Alêne d'Or; fait halte à Orchies, où il reçoit 8,000 hommes des troupes du camp de Maulde, puis se dirige sur Lille. Il campe entre la porte de la Madeleine et le village de Marquette, pénètre enfin dans le territoire autrichien à Menin, brûle les faubourgs de Courtray, puis rétrograde, malgré ses deux lieutenants Biron et Valence, sur Saint-Amand, où il arrive le 2 juillet.

Le 12 juillet 1792, le maréchal de Luckner lève le camp de Famars et se dirige par le Quesnoy, Landrecies, Guise et Vervins sur Metz. Le général Dumouriez reçoit le commandement du camp de Famars qu'il occupe avec six bataillons du camp de Maulde et de tous les postes intermédiaires jusqu'à Lille. Mais le 14 juillet 5,000 Impériaux s'étant emparés d'Orchies, il rassemble, à la hâte, au camp de Maulde, 15 bataillons.

Dumouriez avait su ménager à ses soldats des petits succès, par une série d'engagements, qui semblaient imprévus, mais qu'il calculait adroitement.

Dans un de ces combats, un bataillon de volontaires abandonna ses canons et jeta ses fusils. Dumouriez fit arrêter et garrotter les plus lâches; on leur rasa la tête, on les dépouilla de leur uniforme et on les chassa du camp, au milieu des huées et des insultes.

Il avait formé deux corps de flanqueurs, composés chacun de 400 à 500 hommes et les menait tous les jours à la petite guerre; il les renouvelait chaque semaine, en les prenant à tour de rôle, dans les bataillons; il donnait aux chefs des détachements une instruction détaillée qui leur marquait exactement les chemins, les ponts, les villages, les censes, les moulins, les bois où ils devaient passer à l'aller et au retour ; il exerçait tout son monde à palissader les redoutes, à jeter des ponts sur la Scarpe, à tracer des tranchées ; il fixait à chacun son poste, en cas d'alerte. Il n'y avait plus au camp ni oisiveté, ni cabales, on y lisait peu de papiers ; les 12.000 hommes qu'il renfermait s'aguerrissaient, à vue d'œil, et les soldats ramenaient souvent des chevaux et des prisonniers. (1)

Des volontaires se plaignaient de manquer d'armes : « Suivez l'armée, à la première bataille, leur dit-il, vous ramasserez les fusils des morts. » L'armée avait encore le fusil modèle 1777, qui servit pendant toutes les guerres de la Révolution. La longueur du canon était de 42 pouces et l'arme pesait 9 livres, 8 onces.

Au mois d'août 1792, un jeune avocat de Clermont, ami de Robespierre et député de l'Auvergne à l'Assemblée législative, arrivait à la Fontaine-Bouillon, pour essayer de recouvrer, par les bains de boues, l'usage de ses jambes.

C'était Couthon. Le futur conventionnel, devait cette infirmité à l'amour. Traversant, pendant une nuit obscure de l'hiver, une vallée marécageuse de l'Auvergne, pour aller s'entretenir furtivement avec une jeune fille qu'il aimait, il s'était égaré dans les ténèbres. Enseveli, jusqu'au matin, dans la boue glacée qui s'enfonçait de plus en plus sous le poids de son corps, il avait lutté toute une nuit contre la mort, et n'avait échappé au gouffre qu'engourdi et perclus.

Dumouriez, venait souvent, du camp de Maulde, voir le jeune député. Le général l'énivra par sa verve, le fascina par la séduction de son esprit. Aussi, quand les trois députés Delmas, Dubois-Dubois et Bellegarde arrivèrent à Valenciennes pour destituer les généraux Dillon et Lanoue, coupables d'avoir été trop lents à reconnaître le 10 août ; Couthon se fit transporter à Valenciennes, vanta à ses collègues les talents et l'énergie de Dumouriez, et obtint pour ce général, le commandement des deux armées de Lanoue et de Lafayette.

Westermann, l'ami de Danton et son homme de guerre

---

(1) Mémoire de Dumouriez 1.242.

dans les journées du 10 août, et alors son émissaire aux armées, vint aussi à la Fontaine-Bouillon, rendre visite à Couthon et à Dumouriez.

Les commissaires Delmas, Dubois-Dubois et Bellegarde se rendirent, le 14 août, à notre Établissement Thermal pour y conférer avec Couthon, et se rendre de là au camp de Maulde. Ils y étaient encore, quand le courrier de l'Assemblée leur annonça la défection de Lafayette et la nomination de Dumouriez au commandement général des armées. Le 26 au soir, Dumouriez, partit pour la Champagne laissant le commandement du camp à Beurnonville.

Dans les derniers jours du mois d'août 1792, le camp de Maulde fut attaqué, plusieurs fois vigoureusement, par les Impériaux. Mais ils furent toujours repoussés victorieusement par le brave général Beurnonville.

Après la prise de Longwy, Dumouriez appela le général Beurnonville, qui partit aussitôt avec 12 bataillons, 3 escadrons et toutes les troupes légères du camp de Maulde, et ordonna au général Moreton de transférer le camp de Maulde à Bruille, position bien meilleure. C'était l'abandon d'Orchies et de Saint-Amand, mais les troupes avaient une meilleure retraite sur Valenciennes que sur Saint-Amand, poste très faible, qui devait nécessairement succomber après quelques jours de résistance.

Dumouriez avait recommandé au général Moreton de bien fortifier Saint-Amand, pour conserver une communication entre Valenciennes et Douai, au moins par un bord de la Scarpe, si on était privé de celle d'Orchies.

Sur les ordres du général Moreton, le lieutenant colonel Galland, établit sur les bords de l'Elnon, quelques palissades et une redoute armée de quelques canons pour défendre la route de Tournai et le chemin de Nivelles.

Les Autrichiens, avertis de la levée du camp profitèrent de la négligence des Français pour passer l'Escaut, entre Mortagne et Hergnies, et la Scarpe, entre Mortagne et Thun, sur de grands bateaux chargés de fourrages.

Dumouriez et Beurnonville avaient toujours défendu aux bateliers de doubler les bateaux et même de les laisser l'un près de l'autre, parce qu'il savait que deux de ces bateaux, placés à côté l'un de l'autre, tenaient toute la largeur de ces rivières.

Les Autrichiens attaquèrent à la fois, le camp de Maulde, Mortagne et Château-l'Abbaye.

Les Français surpris, au moment de leur décampement et n'ayant pas un homme de tête pour les rallier, abandonnèrent tentes, équipages et canons et se jetèrent en déroute dans Saint-Amand, Condé, Valenciennes et jusque dans Bouchain.

Moreton était très brave, dit Dumouriez, dans ses mémoires, et connaissait assez bien les détails militaires ; mais il n'y voyait pas, n'avait jamais fait la guerre, et n'y entendait rien.

Le maréchal de camp de Geslin, qui commandait le 7 à Bruille, en l'absence du général Moreton, « coupable non d'incivisme, mais d'ignorance et d'impéritie est suspendu le 13 septembre 1792. »

Le 8 septembre, tout au matin, les chasseurs autrichiens occupèrent successivement Cubray, l'Établissement Thermal, la Croisette et le Mont-des-Bruyères et pénètrent, à midi, dans la ville, par la rue de Condé. Les huit cents hommes du lieutenant colonel Galland, la plupart volontaires parisiens indisciplinés, plus occupés à piller les maisons des royalistes qu'à défendre la ville, avaient abandonné, dès 8 heures du matin, Saint-Amand à l'ennemi.

Les Autrichiens craignant un retour offensif des Français. occupent immédiatement le mont Triqué, au hameau du Mont-des-Bruyères et le mont du Gibet, au hameau du Moulin-des-Loups. La première de ces positions commandait la Croisette, l'Établissement Thermal et le chemin de Condé ; la seconde, la route de Valenciennes, et toutes deux, la forêt. Quelques jours après l'occupation de Saint-Amand, ils établissent à l'entrée de la forêt, à Notre-Dame-d'Amour, au Mont de Beaufaux et plus tard, dans la forêt même, aux Monts de Common et des Ermites, de petits postes retranchés, et protégés par des abattis d'arbres.

Les Autrichiens occupèrent l'Établissement Thermal pendant trois semaines.

Dans la nuit du 27 septembre, un corps de 1,500 hommes d'élite, avec quatre pièces de canon et deux obusiers, ayant à sa tête le maréchal de camp Ferrand, commandant la place de Valenciennes, attaque Saint-Amand par le Moulin-des-Loups. Après trois heures et demie d'une défense assez vigoureuse, les Autrichiens sont délogés et les Français entrent à Saint-Amand, à 9 heures du matin. Mais les soldats se mettent à piller et à boire. « Nos troupes ont montré un grand courage et beaucoup de subordination pendant l'action, mais du moment qu'elles ont été en possession de la ville, il n'y a plus eu moyen d'empêcher le soldat de se débander et de piller beaucoup de maisons. Quelques officiers ont même partagé ces excès. Une grande partie s'est enivrée au point de n'être plus capable de rendre aucun service, si l'ennemi eût attaqué. Le maréchal de camp Ferrand a, en conséquence fait approcher de lui, pour le soutenir, en cas de besoin, un second corps de 1,200 hommes, que j'avais mis à sa portée, sous les ordres du maréchal de camp Lamorlière. Pendant ce temps arrivait à Saint-Amand, un détachement de la garnison de Condé qui avait marché sur Bruille et qui se livra aux mêmes excès ». (1)

L'indiscipline des troupes et la nouvelle que la garnison de Bouchain avait été repoussée, à Marchiennes, forcèrent Ferrand à évacuer notre ville, dans laquelle il pouvait facilement être attaqué par les troupes autrichiennes de Marchiennes, d'Orchies et de Maulde, et voir ainsi sa retraite coupée. Il se retira le lendemain matin, à Valenciennes, et, le soir même l'ennemi rentrait à Saint-Amand, pour y rester jusqu'au 22 octobre 1792.

L'Abbaye, remis une deuxième fois en possession de son établissement thermal ; (la première fois fut le 8 septembre).

Les commissaires écrivent, le 10 octobre 1792, de Valenciennes à la Convention « qu'ils ont censuré les bataillons qui « se sont comportés lâchement à Saint-Amand, et pour éviter « que le mauvais exemple ne produisit des effets funestes, ils « ont cru devoir faire une proclamation de laquelle ils « envoient un exemplaire ».

Le 23 octobre 1792, ils font connaître à la Convention que

---

1 Lettre du général Moreton, lieutenant-général en chef de l'état major de l'armée du Nord, au ministre de la guerre.

« les brigands d'Autriche viennent d'évacuer Saint-Amand,
« Orchies, Marchiennes. Il n'est pas d'horreur qu'ils n'aient
« commises en se retirant, ils ont pillé les habitations des
« patriotes, ils ont coupé dans les forêts nationales les plus
« beaux arbres, ils ont forcé les cultivateurs à transporter à
« Mons et à Tournai les grains, les fourrages, les bois et
« effets volés. Ils ont fait prendre les armes à un grand
« nombre des habitants des communes qui étaient en leur
« pouvoir et les ont forcés à les suivre. »

Le 22 octobre, à 7 heures du matin, le lieutenant-colonel
Ducarrion, qui défendait, depuis huit jours, le poste d'Hasnon, fait son entrée à Saint-Amand avec ses volontaires du
Pas-de-Calais, 17 dragons, quelques flanqueurs d'Hasnon et
les troupes du poste de Raismes, qui venaient d'arriver au
Moulin-des-Loups. Ducarrion après avoir rangé ses volontaires en bataillon carré, les exhorte à ne se porter à aucun
excès, les menaçant même, au nom du général Ferrand, de
faire punir de mort, celui qui oublierait un seul instant le
devoir que lui imposait l'honneur. Pas un soldat ne quitta son
rang.

Ducarrion laisse à Saint-Amand 150 hommes, et va s'emparer de Marchiennes.

Le 28 octobre, le général Dumouriez quitte Valenciennes,
établit son quartier-général à Onnaing, se porte sur Mons et
bat les Autrichiens le 6 novembre 1792, sur le plateau boisé
de Cuesmes et de Jemmapes et les rejette, en quelques jours,
au-delà de la Meuse.

Pendant les sept semaines que les Autrichiens restèrent à
Saint-Amand, la municipalité de cette ville s'était permis
« d'accepter et d'exercer les fonctions qui lui avaient été délé-
guées par les commissaires civiles des despotes, qui ont fait
ravager et commettre des brigandages sur le territoire de
la République française..... ce qui ne permet pas de laisser
aucun pouvoir aux mains de cette municipalité..... la conduite
et l'incivisme de ces individus ont contribué aux malheurs et
aux dévastations qui y sont arrivés. » (1)

Les administrateurs composant le conseil général et per-
manent du district de Valenciennes choisirent comme maire,
le citoyen Dubois-Durabo, ancien maire de Saint-Amand,

---

1 Rapport du conseil général du district de Valenciennes.

qui choisit à son tour neuf officiers municipaux, qui, avec le maire, nommèrent douze notables pour former la commission chargée d'administrer jusqu'aux élections, c'est-à-dire jusqu'au 13 novembre 1792, la commune de Saint-Amand.

Voici comment était composée cette commission.

Adrien Joseph Dubois, administrateur du département du Nord, maire; Antoine-Adrien Allion ; Pierre Bouchart ; Pierre Timothée ; Pierre-Joseph Davaine; Pierre-Joseph Desbleumortiers; Charles Duquesne ; Pierre-Joseph Madoux; Pierre Lagon; Jean-Baptiste Legrain; François Chotteau ; Bazaille, secrétaire-greffier.

Le premier soin de ces administrateurs fut d'essayer d'arrêter les dévastations de l'abbaye, et surtout de la forêt, qui avaient commencé clandestinement, au départ des moines. et qui se pratiquaient maintenant ouvertement. Les Autrichiens avaient abattu, pendant leur occupation, les plus beaux chênes de notre forêt, et avaient fait transporter la plus belle partie des troncs dans la Scarpe, pour y confectionner une infinité de radeaux, qui descendaient ensuite le cours de la Scarpe jusque dans les Pays-Bas, où ils étaient vendus. Non seulement les bûcherons des hameaux de la Croisette et du Mont-des-Bruyères, réquisitionnés par les Autrichiens, abattaient d'autres arbres pour se payer de leur travail, mais aussi pour vendre aux nombreux particuliers, qui considéraient alors l'ancienne forêt des moines, non comme le bien de la nation, mais comme leur bien propre.

Dans les parties de la forêt voisines de la Scarpe et surtout des chemins les plus praticables, tous les chênes furent abattus. Ces ravages nous expliquent pourquoi, les beaux chênes sont rares dans notre vieille forêt et pourquoi les plus gros sont à peu près du même âge.

Le 2 novembre 1792, la commission municipale nomme deux commissaires, les citoyens Jean-Baptiste Legrain et Pierre-Joseph Madoux pour se rendre dans la forêt, avec deux gardes et deux citoyens experts, et prendre connaissances des dévastations commises « par les satellites du despotisme et par des particuliers des environs aussi brigands que les Autrichiens et qui se permettent encore de continuer leurs grandes dévastations. »

La municipalité nommée le 13 novembre 1792, se composait de :

Louis Leblanc, le maire.

Pierre-Louis-Joseph Davaine ; Jean-Baptiste Legrain ; Gavignet, père ; Jean-Baptiste Dubois ; Pietters ; Pierre Madoux ; Pierre-Joseph Desbleumortiers ; Lenglé Dubois ; Pierre Copin, officiers municipaux.

Charles Duquesne ; Armand Broutin ; Pierre Deneux ; Jacques Davaine ; Nicolas Delcourt ; Antoine Martin ; Laurent Coquériaux ; Desmont, curé constitutionnel ; Martin Couteau ; Louis Bauduin ; Jean-Baptiste Gardin ; Louis Davaine, du Saubois ; Pierre Gos ; Delcroix ; Antoine Davaine ; Nicolas Tallemant ; Duchâteau, fils ; Jacques Pietters ; Alexandre Plugin, notables.

Louis Gourdin ; Pierre Nombalez ; Jean-Baptiste Marin ; Nicolas Lavigne ; François Beaurepaire ; Jean-Baptiste Chotteau, suppléants notables.

Pierre-Jacques Bleuzé, Procureur de la commune.

Charles Morival, Juge de paix.

François Chotteau, secrétaire-greffier de la justice de paix.

Charles-Louis Bazaille, secrétaire-greffier de la municipalité.

Mais notre municipalité est impuissante à arrêter les dévastations et vols dans la forêt et autres propriétés nationales. On enlève les palissades et les chevaux de frise des retranchements, on pille l'établissement thermal, l'abbaye et même l'église paroissiale. Nos officiers municipaux sont obligés pour sauver du pillage « les châsses de l'église paroissiale et tous les objets du culte et autres de les faire transporter, le 12 novembre au dépôt du directoire à Valenciennes, de placer, comme garde à l'Abbaye, Charles Liermain, portier, valet de ville et geôlier aux gages de 18 livres par mois, à condition qu'il relèvera les poids de l'horloge de la Tour. (1) » Le 28 novembre, on se décide à vendre les différentes boiseries, armoires, tables d'autel que l'on voit diminuer chaque jour. » (2)

---

1 et 2 Archives de Saint-Amand.

Trahison de Dumouriez.

Les défaites de Nerwinde, (18 mars 1793) et de Louvain, avaient décidé la perte de la Belgique, comme la victoire de Jemmapes en avait décidé la conquête.

Le dernier des Français avait à peine quitté Bruxelles, que le peuple brûlait sur la Grande Place, l'arbre de la liberté et traînait le bonnet rouge dans la boue. Cobourg, l'archiduc Charles, le comte de Metternich-Winnebourg, virent accourir à leur rencontre une foule immense qui poussait des cris de triomphe. Tout le Brabant applaudit avec transport le retour des Autrichiens. La municipalité de Namur, impatiente de revoir ces Impériaux, naguère si détestés, envoyait une députation au général le plus voisin et le priait de se hâter, de délivrer au plus tôt la ville, de la *tyrannie* et du *brigandage* des Français. (1)

Le pays en entier fêta pareillement les Prussiens de Knobelsdorf. Les villes belges les recevaient aux sons des cloches, donnaient en leur honneur des banquets et des bals. Les paysans leur apportaient des branches vertes pour orner leurs chapeaux et les accueillaient au bruit des salves de mousqueterie et aux cris de Vive le Roi de Prusse! (2)

C'est après la défaite d'Aix-la-Chapelle, (2 mars 1793), et surtout le pillage de l'église Sainte Gudule, à Bruxelles, (6, 7 et 8 mars), par les sans-culottes du capitaine Hendrickx, que le peuple belge commença à se soulever contre les Français ou plutôt contre tous les volontaires indisciplinés, pillards « qui faisaient, dit un jacobin, tout ce qu'ils voulaient à peu près comme les mauvais sujets de Paris. »

Les officiers des volontaires, dont l'ignorance désespérait les généraux et dont « le choix était fait dit La Morlière, par

1 Trahison de Dumouriez par Choquet. — Borgnet ii p. 265-266 et Leval p. 309-371.

2 Revue de Paris n° 195 p. 98.

3 1ᵉʳ Rapport des commissaires 37 et 56.

Campagne de France pendant la Révolution an VI, vol. ii p. 13-14.

La Morlière à Liébaut, 25 février 1793.

R. Aulard i. 351-355-357-471.

cabale et intrigue », ne pouvaient tenir la bride à leurs soldats, qui se formaient en bandes pour marauder et commettre mille excès.

Les Belges aigris par les nobles, fanatisés par les prêtres font le coup de feu contre les volontaires. « Les prêtres et les moines, les *antipeuples*, écrivaient les commissaires nationaux, Sibuet et Bonnefoy, à Beurnonville, se montrent et lèvent la tête ; les patriotes, en petit nombre sont en danger, (7 et 9 mars 1793). »

Sur notre frontière, à Tournai, le 8 mars, on sonne le tocsin, on dépave les rues, on tire par les fenêtres sur les Français. Trois volontaires sont tués et jetés dans l'Escaut. Ganchon se voit arracher sa cocarde et doit se faire jour, le pistolet au poing, à travers la foule. O. Moran défend de se réunir plus de deux personnes, dans les rues et sur les places et déclare qu'il fera traduire les émeutiers devant une commission militaire et raser toute maison d'où partiraient des pierres ou des coups de fusils. (1)

A Soignies, au sortir de la messe, la foule se jette sur la garnison française et la désarme. Il faut envoyer de Mons un détachement pour étouffer l'émeute. Mais le soulèvement le plus redoutable fut celui de Grammont. La veille de l'émeute, le prieur de l'abbaye des Bernardins avait dit à l'agent Lefebvre « Mange ton dernier morceau, demain tu verras beau feu ». 3.000 paysans armés de fusils, de fourches, entrèrent dans Grammont aux cris de Vive l'Empereur et au diable les Français ! Ils arborèrent l'aigle autrichienne et abattirent l'arbre de la liberté. Les 50 volontaires qui gardaient Grammont résistèrent en vain, 7 ou 8 périrent, le reste déposa les armes ; Lefebvre fut roué de coups ; Charles de Mons blessé, traîné dans les rues, dut la vie à des particuliers charitables qui le transportèrent à l'hôpital. Deux détachements partis de Gand et d'Alost pour réduire les insurgés, furent repoussés et perdirent leurs canons. (2)

Le 25 mars, Dumouriez dicte à ses lieutenants leurs derniers mouvements sur le sol belge. Le 26, son armée occupe dans la plaine d'Antoing le même campement que l'armée de Louis XV, à Fontenoy. Mais Dumouriez, qui veut détruire la Répu-

1 Lettres d'O. Moran et des commissaires. 10 mars.
2 Courtois à Lebrun. 17 mars 1793. et rapport de Charles de Mons.

blique, rétablir en France une loi et un roi, dicter la paix à l'Europe, ne conserve pas longtemps cette excellente position sur l'Escaut. Persuadé que la République touche à sa ruine et que tôt ou tard les alliés entreront dans Paris, il veut prendre les devants et se hâte d'obtenir la neutralité des Impériaux.

D'un autre côté, Dumouriez comptait sur Marassé, Ruault, Vouillers, Neuilly, Dumas de Saint Marcel. Ses aides de camps et adjudants-généraux, lui étaient tout dévoués. Le maréchal de camp Berneron faisait vœu de le suivre. Un autre maréchal de camp, un des meilleurs officiers de l'armée, M. de Bannes, déclarait qu'on avait besoin d'un roi et qu'on l'aurait bientôt. Miranda, qui se piquait d'aimer la liberté comme on aime sa maîtresse, était le seul officier général que ne voulait pas attacher sa fortune à celle de Dumouriez. Quelques jours avant Nerwinde, Dumouriez tâta son « cher Péruvien ». « Que ferez-vous, si vous recevez, l'ordre de m'arrêter ? — « J'obéirai en serviteur fidèle, mais l'ordre ne me sera pas donné, puisque Valence est mon ancien. » Une autre fois Dumouriez lui insinua qu'il faudrait marcher sur Paris pour établir la liberté. « Le remède est pire que le mal, « répondit Miranda, et certainement je l'empêcherai si je « peux. — Vous vous batterez contre moi ? — Sans doute, si « vous vous battez contre la République. — Vous serez donc « Labiénus ? — Labiénus ou Caton, vous me trouverez tou-« jours du côté de la République. » Mais Dumouriez n'eut pas à s'inquiéter de Miranda. Le 25 mars au soir, au moment même où le colonel Mack arrivait au quartier général d'Ath, Miranda, auquel les soldats imputaient la défaite de Nerwinde, arrivait à Paris, pour rendre compte de sa conduite à la Convention.

Dans cette conférence d'Ath, Dumouriez s'engage, pendant l'armistice, à évacuer la Hollande et la Belgique et à passer la frontière, le 30 mars.

Le traître donne immédiatement ordre à de Flers et Tilly, à Marassé et à Ruault de capituler à Breda, à Gertruidenberg et à Anvers.

Dumouriez eut, les 26 et 27 mars, des entrevues avec des émissaires, des Jacobins : Dubuisson, Proli et Pereyra et n'hésita pas à leur dévoiler ses plans de restauration monarchique.

Dans la soirée du 26 mars, Dumouriez entouré de Valence, du duc de Chartres, d'officiers de son état major et de députés de Valenciennes et de Cambrai reçut Proli et lui dit : « Votre « club a causé tout le mal de la France ; mais je suis assez « fort pour me battre par devant et par derrière, dut-on « m'appeler César, Cromwel ou Monk, je sauverai la France « seul et malgré la Convention. » Proli se retira sur le champ. Quelques instants plus tard, Dubuisson et Pereyra demandaient au général un entretien particulier, qui fut bref. Mais le lendemain 27 mars, Dumouriez eut une très longue conférence avec les délégués des Jacobins. Il s'éleva contre le tribunal révolutionnaire, la Convention, la République. « J'ai « quatre pouces de lame à mon côté et je ne souffrirai pas « plus longtemps l'existence de cette institution horrible ! « Le conseil est subordonné aux 745 tyrans de l'assemblée. « La Convention ne se compose que de régicides, appelants « ou non appelants ; elle n'a pas trois semaines à vivre. Ses « décrets n'auront bientôt de validité que dans la banlieue de « Paris. La République : J'y ai cru trois jours, j'ai pleuré « toutes les fois que j'avais des succès pour une aussi mau- « vaise cause. Les volontaires sont des poltrons et je ne « veux plus que des troupes de ligne..... la paix est néces- « saire, c'est moi seul qui la ferai ; aucune puissance ne vou- « dra traiter avec la Convention, ni avec le Conseil exécutif. »

Mais expliquez-nous vos moyens pratiques de sauver la patrie. Vous ne voulez pas de constitution.

— Non la nouvelle est trop bête, et pour un homme d'esprit, Condorcet n'y a rien entendu.

— Que mettrez-vous à la place ?

— L'ancienne toute médiocre et vicieuse qu'elle soit.

— Sans roi ?

— Avec un roi ; il faut absolument un roi.

— Mais les Français ont juré qu'ils n'auraient plus de roi et le nom de Louis ....

— Peu importe qu'il se nomme Louis ou Jacobus.

— Ou Philippus.

— Ah ! voilà encore une atrocité des Jacobins ! ils disent

que j'appartiens au parti d'Orléans parce qu'après Jemmapés,
j'ai loué le courage d'un jeune homme que je forme au
métier.

— Mais qui proclamera la constitution, puisque vous détrui-
sez la Convention, sans la remplacer par aucun corps
représentatif ?

— J'ai les présidents des districts.

— Vous rassemblerez cinq cents présidents de districts?

— Non, ce serait trop long.

— Qui donc émettra le vœu de rétablir un roi et de reprendre
la première constitution?

— Mon armée..... oui, mon armée, l'armée des Mamelucks.
Elle sera l'armée des Mamelucks, pas pour longtemps, mais
elle le sera, et de mon camp ou d'une place forte, elle dira
qu'elle veut un roi. Les présidents de districts le feront
accepter, chacun dans son arrondissement.

— Vous serez décrété d'accusation.

— Je me moque du décret d'accusation. Je défie la Convention de le faire exécuter au milieu de mon armée. Du reste
j'ai toujours comme dernière ressource un temps de galop
vers les Autrichiens.

— Le sort de Lafayette n'est pas tentant pour ses imitateurs.

— Lafayette n'inspirait aux puissances que mépris et
haine; moi elles m'aiment, elles m'estiment, et je passerai
chez elle de manière à m'en faire bien recevoir.

— Mais quand exécuterez-vous ce plan de contre-révolution?

— J'aurais commencé à l'exécuter, si je n'avais craint pour
les jours de l'infortunée qui est au Temple et de sa précieuse
famille.

— Vous allez compromettre ces existences royales auxquelles vous prenez tant d'intérêt.

— Si l'on ajoute ce meurtre à tant d'autres, je marche à
l'instant sur Paris, et je n'en ferai pas le siège, à la façon de
cet imbécile de Broglie, qui ne connaissait pas sa besogne. Je
réduirai Paris en huit jours par la famine, avec 12.000
hommes, un corps à Pont-Saint-Maxence, un autre à Nogent,
d'autres postes sur les rivières. Aussi bien votre déclaration
de guerre à l'Angleterre, cette œuvre ridicule de Brissot vous
fera capituler par la disette : la France n'a pas assez de blé

pour se nourrir, et les corsaires anglais ne laisseront pas entrer dans les ports un seul navire chargé de grains.

Dumouriez ne cacha donc pas ses desseins aux trois émissaires Jacobins.

La veille, il les avouait à Goguet avec la même franchise: « Nous sommes perdus, disait-il à Goguet, si nous conti- « nuons la guerre. Le 15 du mois prochain, il n'y aura plus « de numéraire. L'armée ne peut se rallier. Les volontaires « sont des scélérats auxquels j'ai donné et fait donner par « mes ordonnances et par mes aides de camp quatre cents « coups de plat de sabre! plus d'ordre de bataille, plus de bri- « gades. Quand un soldat demande à l'état-major où est son « bataillon, on lui répond qu'on ne sait pas; s'il s'égare et « revient épuisé de fatigue et d'inanition on le traîte de lâche, « s'il entre chez le paysan pour prendre un peu de pain, on « crie *rasez-le*! Les places de la frontière manquent de moyens « de défense. Que dix mille ennemis se présentent devant « Dunkerque, Lille, Valenciennes, elles ouvriront leurs « portes. Au dedans, les insurrections sont horribles; elles « croîtront encore. La France est un peuple de fous et d'en- « ragés conduits par des brigands à qui les assassinats ne « coûtent rien. La paix devient donc une nécessité. Mais les « puissances étrangères traîteront-elles jamais avec le conseil « exécutif ou avec cette Convention qui perd tout ? Il faut en « finir! Les honnêtes gens doivent se rallier de gré ou de « force, renvoyer tous les conventionnels, faire une Révolu- « tion, reprendre la Constitution de 1791 dont nous étions « idolâtres. Je braverai dix décrets d'accusation, j'y perdrai ma « tête, mais je sauverai mon pays qui est à deux doigts de sa « ruine. Il y a une guerre à mort entre les Jacobins et moi; « je périrai ou je raserai leur club et sèmerai du sel sur son « emplacement! » (1)

Le 23 mars, Goguet, envoya à Delacroix, une longue note le *dire d'un homme en place*, où il retraçait fidèlement sa conservation avec Dumouriez. Delacroix qui avait regardé la lettre de Dumouriez du 12 mars, comme « une rodomontade et une folie »; un général, au cerveau échauffé, qui ne songeait

---

1 2ᵉ Rapport p. 149-151.

qu'à battre les ennemis et « qui n'avait pas de mauvaises intentions », ne vit plus en Dumouriez, après le récit de l'entrevue de Goguet et celle de Dubuisson, Proli et Pereyra, qu'un ennemi de son pays, un traître, un conspirateur qui n'avait d'autre but que de « traîner la France sur le bord du précipice, puis de l'arrêter dans sa chute et de se déclarer son sauveur ! » (1)

Delacroix aimait personnellement Dumouriez « j'estime, disait ce patriote, sa bravoure et ses talents, je respecte son audace, mais ma Patrie est tout pour moi, nos amis ne viennent qu'après », et le commissaire de la Convention, communiqua immédiatement le récit de Goguet à ses col. lègues Gossuin et Robert, qui étaient à Lille et leur proposa d'appréhender Dumouriez et de l'envoyer à la barre de la Convention. Gossuin et Robert lui conseillèrent d'attendre le retour de Treillard et de Merlin qui s'étaient rendus à Orchies et d'appeler à cette conférence deux autres commissaires Carnot et Lesage Senault, qui se trouvaient à Douai.

Le 28 mars, le général Dumouriez envoyait le général Laveneur occuper le camp de Maulde avec l'armée des Ardennes. Le même jour il adressait de Tournai à son ami, Beurnonville, ministre de la guerre, une lettre dont nous reproduisons ici les principaux passages :

« Le citoyen Dubuisson, mon cher Beurnonville, qui m'a
« été envoyé par Lebrun, avec deux autres personnes, (Proli
« et Pereyra), vous fera un tableau exact de ce qu'il a vu et de
« ce que je lui ai dit. Ce tableau funeste ne peint pas encore
« la moitié de nos désastres, du brigandage et du désordre
« désespérant où nous sommes plongés. Depuis le départ du
« citoyen Dubuisson j'apprends : 1° qu'à ma droite les géné-
« raux Ferrand et Neuilly ont été forcés, par la honteuse
« désertion des troupes, d'abandonner nuitamment Mons, et
« qu'à peine ont-ils de quoi à jeter dans les places fortes du
« Quesnoy, Condé, Valenciennes, non pas des garnisons suf-
« fisantes, mais de quoi à rassurer les administrateurs et les
« habitants sur la première terreur, de quoi à désencombrer
« ces places des soldats de toutes armes et surtout des volon-

---

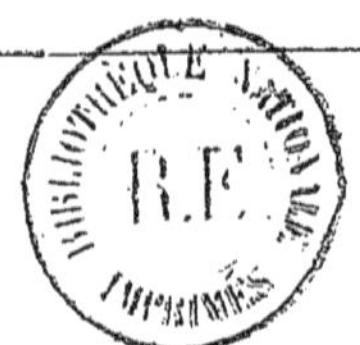

« taires, qui s'y sont réfugiés, qui pillent les magasins et
« commettent tous les crimes..... le camp de Mons ne résis-
« tant plus pour appuyer ma droite, je ne peux plus longtemps
« garder la position de Tournay. J'ai déjà envoyé au camp de
« Maulde tout ce que j'ai pu rassembler de l'armée des
« Ardennes, pour la réparer et la refaire. Je me suis replié
« sur les hauteurs de Chocq, derrière la citadelle, l'Escaut
« devant moi. Je veux tenir ferme dans cette position le plus
« longtemps possible, pour savoir où sont passées mes autres
« troupes et me retirer lentement et militairement dans la
« trouée de Clermey, que vous connaissez bien déjà, d'où je
« couvrirai la plaine d'Orchies et toutes nos places..... Le
« prétendu secours d'hommes qu'on nous a envoyé du dépar-
« tement du Nord et du Pas-de-Calais est un ramassis d'en-
« fants, de vieillards et de vagabonds sans aveu, qui n'ont
« fait qu'augmenter l'effroi et le désordre à Bruxelles, à Gand,
« décourager le reste de nos troupes et les entraîner dans leur
« fuite. Ces hommes n'ont fait que nous affamer ; et tels sont
« les secours que l'on envoie, à grands frais, et sur lesquels
« on fonde l'espoir de soutenir la liberté.

« Je vous déclare, bien positivement, que si on ne recrute
« pas les bataillons de ligne aux dépens des volontaires ; que si
« cinquante autorités, plus absurdes les unes que les autres
« contrarient et traversent l'autorité militaire et ses opéra-
« tions, je saurais avec quelques braves m'ensevelir sous les
« ruines de ma Patrie, mais qu'il m'est impossible d'em-
« pêcher l'ennemi de pénétrer dans telle partie de la
« frontière qu'il voudra, de prendre sans résistance telle
« place qu'il jugera à propos et d'arriver à Paris..... l'ennemi
« est à nos portes et je ne peux lui apposer que des fuyards,
« sans armes, sans habits, sans vivres et sans munitions.

« Ces mêmes ennemis paraissent employer vis-à-vis de nous
« des ménagements, dont il est possible de profiter. Ils ont
« éloigné sur les derrières tous les émigrés et n'en souffrent
« aucun dans leur armée. Ils traitent avec douceur nos pri-
« sonniers et nos blessés, quoiqu'ils n'ignorent pas que beau-
« coup de lâches d'entre nous ont massacré les leurs...

« Réfléchissez, j'ai toujours dit et je le répète qu'on ne
« fonde les républiques que sur la vertu et qu'on ne les sou-
« tient qu'avec du courage, de l'ordre et de la sagesse. »

La retraite étant finie, les commissaires décidèrent qu'ils se rendraient, le 1er avril, à Saint-Amand, qu'ils feraient arrêter Dumouriez par le plus ancien lieutenant-général de l'armée, le remplaceraient sur le champ et annonceraient l'évènement, par une proclamation, aux soldats. Ils ne se dissimulaient pas le danger de leur mission ; mais ils comptaient sur la confiance qu'ils inspiraient aux troupes. Tous étaient armés. Delacroix, briguait l'honneur de punir le traître : « Il « faut, disait-il, que Dumouriez obéisse : s'il fait un mouvement ; « je vous demande l'autorisation de l'abattre d'un coup de « pistolet. »

Le lendemain 29, Delacroix proposa, pour la seconde fois, à ses collègues Gossuin, Robert, Merlin, Carnot et Lesage-Senault, de suspendre Dumouriez et de le mettre en état d'arrestation. Tous furent de son avis. Mais tous se récrièrent, lorsqu'il déclara qu'on devait arrêter le traître au milieu de ses soldats. « Eh bien, s'écria Delacroix, j'irai moi-même arrê-« ter Dumouriez à la tête de son armée et je lui brûlerais la « cervelle, s'il ose résister à l'autorité de la Convention ». « Il faut aller *tous ou personne,* » lui répondit Treillard. — « La « mesure, ajouta Carnot est plus vigoureuse que prudente. » Enfin, après avoir discuté longtemps, les conventionnels décidèrent par six voix contre une, celle de Delacroix, de mander Dumouriez à Lille ; l'arrestation du général y serait plus facile et ferait moins d'impression sur les troupes. Leur lettre était ainsi conçue : *Les commissaires de la Convention nationale, près les armées de la Belgique et des départements du Nord et du Pas-de-Calais, requièrent le général Dumouriez de se rendre aujourd'hui, 29 mars, dans l'après-midi à Lille, maison du citoyen Mouquet, place du Lion d'Or, pour s'expliquer avec eux sur des inculpations graves qui le concernent et dont il lui sera donné communication.*

Le général Dumouriez confiera son armée, pendant son absence, à l'officier général à ses ordres, qu'il jugera le plus propre à le remplacer.

Lille, le 29 mars 1793, l'an II de la République.
Signé : *Gossuin, Delacroix, Carnot, Merlin de Douai, Robert, Treillard, Lesage-Senault.*

Le général Dumouriez leur répond par le même courrier :

Il m'est impossible, citoyens commissaires, de laisser un seul instant l'armée, dans le moment où ma présence seule la retient, où, par la défection de la droite et de la gauche, je suis en l'air, par l'approche de Clairfayt, qui est aujourd'hui à Ath, de l'archiduc Charles qui est arrivé aujourd'hui à Mons et du général Millius qui avance sur Courtrai. Me voilà presque cerné et forcé à un mouvement rétrograde, que je suis forcé de diriger moi-même. Si j'allais à Lille, l'armée aurait des craintes, et certainement je n'entrerais dans cette ville qu'avec des troupes pour la purger de tous les lâches qui ont fui et qui me calomnient. Envoyez-moi deux ou quatre d'entre vous pour m'interroger sur les imputations graves que l'on met en avant, je répondrais, surtout avec ma véracité connue ; mais, je vous déclare que je ne peux pas en même temps plaider et commander, ma tête ne suffirait pas à ces deux genres de guerre.

Les commissaires reçurent la réponse de Dumouriez à dix heures du soir. *Partons tous,* s'écrièrent-ils d'une voix unanime ; et le lendemain 30 mars, à 4 heures du matin, ils allaient se transporter à Tournai, lorsqu'ils reçurent une nouvelle lettre de Dumouriez leur annonçant que son armée était dans la plus grande détresse, qu'il resterait encore un jour à Tournai, quoiqu'il fût environné d'ennemis ; mais, qu'il avait assuré sa retraite sur Bruille et Maulde, où le conseil exécutif lui prescrivait de camper ; qu'il se trouverait, le 31 mars, à Saint-Amand où il attendrait les commissaires pour leur donner les explications qu'ils exigeaient.

La lecture de la lettre de Dumouriez à Beurnonville, datée du 28 mars, et celle du procès-verbal des conférences de Dumouriez avec Dubuisson, ne permirent plus aux membres du comité de défense, de douter « des intentions liberticides » de Dumouriez. Aussi le comité, décida-t-il, immédiatement que Dumouriez serait sommé de comparaître à la barre, et proposa au ministre Beurnonville, qui connaissait bien l'armée et saurait faire exécuter les ordres nécessaires, d'accompagner les commissaires Camus, Quinette, Lamarque et Bancal, chargés de porter la sommation.

La Convention accepta les commissaires proposés par le comité de défense et se contenta de leur adjoindre Carnot, membre du comité de la guerre, qui inspectant les places fortes de la frontière Nord, était alors à Lille.

Le même jour, à 8 heures du soir, Beurnonville et les commissaires, couraient en chaise de poste sur la route de Flandre. Le secrétaire de la commission était Foucaud, secrétaire des archives nationales. Quatre personnes accompagnaient le ministre de la guerre : Menoire, son aide de camp, capitaine au 8e régiment de hussards; Villemur, son secrétaire; Marchand, son piqueur; Constant Laboûreau, domestique de Menoire. Ils rencontrèrent, dans la matinée du 31 mars, le courrier Languet, qui portait cette lettre de Dumouriez, datée du 29 mars :

Le lieutenant-colonel Morgan, mon cher Beurnonville, vous porte la capitulation du général Marassé pour l'évacuation d'Anvers. Ce général mérite des éloges, en nous sauvant 10.000 hommes, qui n'ayant rien à craindre, feront une retraite plus honorable que celle de l'armée, ne seront point entamés, ni fatigués de leur propre brigandage, et me fourniront des garnisons fraîches et en état pour défendre la Flandre maritime et l'Artois. En lisant cette capitulation vous rendrez justice à la prudence du général Marassé, qui a pris séparément, par écrit, l'opinion de tous ses chefs de l'armée, avant de se décider.

Je compte voir, demain, à mon quartier général, le chef d'état-major du prince Cobourg, avec lequel je compte arranger une capitulation de la même espèce pour nos garnisons de Bréda et Gertruydemberg. Ce sont 7 à 8,000 hommes sacrifiés que je sauverai à la Patrie pour en faire un meilleur usage. Je conçois d'avance tout ce que les scélérats qui agitent la République produiront de calomnies sur cette manière de traiter avec les ennemis. Je me défendrai avec autant de vigueur contre les ennemis intérieurs que contre les ennemis extérieurs. Vous pouvez juger de ma résolution à cet égard par un exemplaire, que je vous envoie, de ma proclamation aux départements du Nord et du Pas-de-Calais. Dites au comité de sûreté générale que, revenu sur les frontières de France, je me séparerai en deux parties pour empêcher d'une part l'envahissement des étrangers et de l'autre pour rendre à la partie saine et opprimée de l'Assemblée la force et l'autorité, dont la privation la jette dans l'avilissement, même aux yeux des départements. Les commissaires de la Convention viennent de me sommer d'aller à Lille. Je vous déclare que je regarde ma tête comme trop précieuse pour la livrer à un tribunal arbi-

traire. Je ne peux être jugé de mon vivant que par la nation entière, comme je le serai après ma mort par l'histoire.

Deux jours avant la lettre des commissaires, il m'est venu des députés de la part du club des Jacobins; ceux-ci m'ont proposé les plus belles choses du monde, à condition que je les aidasse à culbuter la Convention. Ce qui m'a fort étonné c'est qu'ils fussent porteurs d'une lettre de recommandation du ministre Lebrun. Il faut en finir, et je vous prie surtout de communiquer nos lettres, sans quoi, vous savez qu'elles seront un jour publiques. Lorsqu'il s'agit de sauver l'Etat, lorsque la France est au moment de sa perte entière, je ne vois que factions, que projets sinistres, que dénonciations, que crimes, je ne vois ni l'amour de la liberté, ni la liberté elle-même; je vois tous les individus prets à se poignarder et se couvrant mutuellement de boue; je vois partout la honte d'une grande nation, et pour toute ressource l'ingratitude envers vos malheureux généraux, qui depuis un an sacrifient tout, et le désir de les accabler, certainement sans savoir qui on mettra à leur place. J'ai déjà, cher Beurnonville, joué plus d'une fois le rôle de Décius en me jetant dans les bataillons ennemis; mais je ne jouerai pas celui de Curtius en me jetant dans un gouffre.

Les nouveaux décrets de l'assemblée me frappant d'étonnement, je vous manderai, sous deux jours, les réflexions profondes qu'ils m'occasionnent. Reprenons le bon sens, sans lequel on ne fait rien de bien; ne voulons point soulever des montagnes, car nous sommes des pygmées qu'elles écraseraient. Le vrai courage n'emploie pas de métaphores; il mesure le danger; il cherche dans la prudence les moyens de le diminuer; et après avoir tout calculé il supporte l'événement avec constance. Dites tout cela au comité; ce comité, à une demi-douzaine d'individus près, m'a paru bien composé, il me comprendra et arrétera les criminelles exagérations de ceux qui tyrannisent l'Assemblée par les tribunes. On a dit que la nation se lève, mais ce n'est pas tout que d'être debout, il faut agir; ce n'est ni avec des clameurs, ni avec des poignards, ni même avec des piques; ce n'est qu'avec de bonnes armes, de la sagesse, de la discipline que nous sauverons la France; c'est surtout avec un plan sage, et ce plan nous indique de chercher la paix. Pensez donc bien à négocier, puisque vous n'avez pas la faculté de vous battre et croyez que les hommes qui, comme vous et moi, ont soutenu le poids de la guerre, ne se laisseront pas écraser par de vils assassins.

J'ai un autre objet effrayant à vous présenter, c'est un procès-verbal de nos besoins de subsistance et de nos ressources. Vous savez combien cette armée est désorganisée, je ne vous réponds de rien, si elle manque. On n'a pas voulu punir, on soutient encore les scélérats qui nous ont réduits à cette extrémité. L'armée en demandera justice, et je serai désolé pour l'honneur des législateurs qu'on la réduisit à cette extrémité.

Vous devez juger, par ma dernière lettre, qu'étant débordé par ma droite et par ma gauche, je ne peux pas tenir la ville de Tournai, pas même la citadelle, qui est hors d'état de défense. On a travaillé très légèrement et trop tard à fortifier Tournai et Mons.

Le ministre Pache avait eu même la criminelle absurdité d'ordonner qu'on détruisit les fortifications. Vous êtes arrivé trop tard au ministère pour réparer efficacement cette faute. Je suis donc obligé de ne pas y sacrifier une garnison qui serait absolument perdue et de prendre comme vous l'indiquez la position de Bruille et de Maulde, avec garnison devant Orchies et des postes à Rongy et au bois de Clermey. Je serai après demain dans cette position, qui peut se soutenir avec de l'infanterie, sans presque de cavalerie et je placerai une partie de cette cavalerie derrière le canal de Marchiennes, pour pouvoir la rétablir pendant une quinzaine.

Quand vous me reprochez, cher ami, de n'avoir pas exécuté le décret pour le renouvellement de l'artillerie et de la cavalerie, vous oubliez que depuis le 2 février, que je suis arrivé d'Anvers, j'ai toujours été en action, sans pouvoir m'occuper de la restauration de cette malheureuse armée, et que ce n'est pas des bords du Mordeck et des bords de la Meuse, toujours en présence de l'ennemi, qu'on pouvait s'occuper froidement du recrutement. J'espère que nous aurons plus de temps à l'avenir, si la sagesse peut enfin décider nos destinées. J'y ferai ce que je pourrai, mais je finis par vous déclarer que je ne serai pas comme un agneau, victime des malveillants et qu'en défendant mon existence et celle de mes compagnons d'armes, je croirai conserver à ma patrie des défenseurs.

Les commissaires retinrent le courrier Languet et l'emmenèrent avec eux. Ils arrivèrent à Roye vers midi; ils y trouvèrent plusieurs commissaires nationaux et leur collègue Treillard.

A Péronne un second courrier remit à Beurnonville cette
dépêche de Dumouriez, datée du 30 mars :

*Il m'est impossible étant découvert par Mons et Courtray de
conserver ma position de Tournay, où je suis environné par les
avant-postes de l'ennemi; la citadelle ne pourrait pas tenir six
heures, quand même elle scrait approvisionnée en provisions de
bouche et de guerre; il y faudrait au moins quatre forts bataillons
et il n'y a pas de logement; l'argent qu'on a pu y dépenser est
totalement perdu, je suis d'ailleurs obligé de me resserrer dans la
position des camps de Bruille et de Maulde; et j'ai si peu de
troupes; elles sont encore dans une si grande confusion que si je
laissais une garnison dans Tournay et si elle était attaquée, je ne
pourrais pas marcher en avant pour la secourir, sans risquer de
tout perdre.*

*Le corps d'armée ennemi qui est devant moi, a fait, aujourd'hui,
quelques petites attaques, contre le général Neuilly, sur Quiévrain,
l'Hermitage et Péruwelz; il a été repoussé. Je juge d'après cela
que son intention était de me prendre en flanc par Bury.*

*Demain ma marche sur Bruille me mettra dans une position
respectable.*

*Le colonel Thouvenot, chef de l'état-major de l'armée de Hol-
lande est venu me rejoindre; il a sauvé une partie de cette armée,
qui se trouvait entre la Lys et l'Escaut, mais il m'a fait un
tableau frappant du désordre, du brigandage des troupes et de
leur extrême désir d'arriver en France, pour s'en aller chacun chez
soi. Vous verrez par les deux lettres ci-jointes de Richardot et
Claire à quel point nos armées sont dénaturées. Les troupes de
lignes suivent l'exemple des volontaires; il y aurait cependant un
peu plus de ressources avec elles, elles font au moins face à l'ennemi,
cette différence établit une grande discorde entre elles et les volontaires; les régiments sont surtout très affectés de voir arriver des
volontaires à leur tête et de perdre aussi l'espoir de tout avance-
ment, quantité d'officiers et de sous-officiers sont si dégoûtés qu'ils
veulent quitter le service et cependant nous ne pouvons compter
que sur les troupes de ligne pour nous tirer d'affaire et résister à
l'ennemi...*

Il ajoutait qu'il craignait d'être poussé à bout par les
atrocités, que les Jacobins se permettaient sur lui; mais qu'il
soutiendrait tous les articles de sa lettre du 12; qu'un Cambon
et un Robespierre ne perdraient point par des sophismes

orgueilleux un homme qui avait sauvé la Patrie et qui la sauverait encore. Il n'accusait pas la Convention des excès de quelques-uns de ses membres ; tyrannisée par la tribune et réduite au silence, elle succombait sous une minorité violente. Mais pourquoi ne voulait-on pas se prononcer contre un système de sang et de crimes ? Verrait-on les Français périr, comme les Juifs de Jérusalem, en s'égorgeant les uns les autres ? Ne pouvait-on, disait-il, remédier à ces maux affreux par une sage fermeté et une froide prudence, au lieu de tout braver sans rien calculer, avec une aveugle frénésie?

Ces lettres de Dumouriez déterminèrent les commissaires, à hâter leur marche. Ils coururent toute la nuit et ne s'arrêtèrent à Douai que pour relayer. Mais là se produisit un retard. Les chevaux de la poste, sortis avant la fermeture des portes, n'avaient pu rentrer dans la ville. Le ministre de la guerre fit atteler aux voitures des chevaux d'artillerie, et à 8 heures et demie du matin, lundi 1er avril, les députés arrivaient à Lille. Ils y trouvèrent Delacroix, Gossuin, Merlin, Robert. Carnot était parti, la veille, pour Arras. Cet heureux hasard sauva, de la captivité, le futur organisateur de la victoire. Il aurait accompagné ses collègues et comme eux il aurait été prisonnier des Autrichiens. Gossuin, Delacroix, Merlin, Robert, après avoir pris connaissance du décret qui les rappelait, partirent, le soir même, pour Paris.

Dumouriez apprenant que le général Neuilly avait abandonné la position de Mons, leva, le 30 au matin, le camp de Fontenoy-Antoing. L'armée du Nord passa l'Escaut, au pont de Mortagne, et vient s'établir dans une excellente position aux moulins de Bruille-Hauterive. Le camp de Bruille fut réuni à celui de Maulde par trois ponts. Le général Miaczinsky alla occuper avec 4,000 hommes la ville d'Orchies, pour assurer la communication avec Lille. Le général Neuilly, Condé, avec 10 bataillons et un régiment de cavalerie; Ferrand, Valenciennes; Dompierre, le Quesnoy; Harville, Maubeuge et Duval, Lille.

Le parc d'artillerie, composé de 85 pièces, fut établi sur la place et dans la cour de l'Abbaye de Saint-Amand, le quartier général dans une maison située dans la Vignette, qui séparait l'église abbatiale de la rue des Anges. Cette maison qu'ont connue beaucoup de nos concitoyens, a été habitée, plus tard, par un des maires de Saint-Amand, M. de Monchaux.

Le lendemain Dumouriez alla loger à Fontaine-Bouillon, dans le petit château du marquis de Cernay.

Ce quartier général, d'un général de la République, ressemblait à la cour anticipée d'une monarchie d'Orléans. Outre deux princes de la maison d'Orléans, le duc de Chartres, le duc de Montpensier, son frère, on y remarquait madame de Sillery-Genlis, amie et confidente de Philippe Egalité et la princesse Adelaïde d'Orléans, la sœur des ducs de Chartres et de Montpensier. Cette jeune princesse de seize ans douée d'une âme énergique, d'un esprit précoce, avait pour compagne une jeune fille de son âge, Pamela Seymour, que la rumeur publique disait fille naturelle du duc d'Orléans et de Madame de Genlis. Le général Valence était le gendre de Madame de Genlis.

Cyrus de Timburne-Timbrone, comte de Valence, qui avait obtenu par crédit, du duc d'Orléans, le grade de colonel du régiment de Chartres-Dragons, (14° dragons), était maréchal de camp depuis 1791. C'était un des meilleurs généraux de l'armée. Valence, dit Napoléon, fut toujours national, et Dumouriez, dont il devint un des lieutenants préférés, assure qu'étranger à tous les partis, il ne consultait que son civisme, sa droiture et son désir de se distinguer.

Pendant la première invasion prussienne, le duc de Chartres, qu'on nommait alors « M. Chartres, prince français » et qui fut plus tard roi des Français, sous le nom de Louis Philippe, commandait sous Metz, la seconde brigade de cavalerie, (14e et 17e dragons). Colonel, propriétaire de Chartres dragons, le jeune duc avait pris, depuis la Révolution, le commandement effectif de ce régiment, devenu le 14e dragons. Il avait assisté, comme volontaire, à la déroute de Mons, et, disait Biron, essuyé pour la première fois les coups de fusils de la manière la plus brillante et la plus tranquille. Le 7 mai 1792, il était nommé maréchal de camp, à l'ancienneté ; il n'avait alors que 19 ans. Je n'ai pas encore vu, lui dit Kellermann, d'officier général aussi jeune ; c'est, répondit le duc de Chartres, que je suis le fils de celui qui vous a fait colonel. Le duc de Montpensier ou comme on l'appelait M.

dɔ Montpensier, accompagnait son aîné et lui servait d'aide de camp.

L'état-major général de l'armée du Nord se composait alors de :

Dumouriez, général en chef.

Devaux Philippe, aide de camp particulier.

Moreton de Chabrillan, colonel chef d'état-major.

Thouvenot aîné, général de l'état-major particulier.

Thouvenot jeune, colonel   id.

Duc de Chartres (Louis Philippe d'Orléans),   id.

Duc de Montpensier,   id.

De Fernig père, capitaine des guides de Dumouriez.

De Fernig fils, lieutenant détaché au régiment de l'Auxerrois, (armée du Rhin).

De Fernig Théophile, sabre d'honneur de la Convention.

De Fernig Félicité,   id.

Baptiste Renard, officier d'ordonnance,   id.

Cantin, secrétaire intime.

Ces quatre dernières personnes étaient attachées au général Dumouriez.

Le quartier général était gardé par les hussards de Berchiny, commandés par le colonel Nordmann.

Le 30 mars, le duc de Chartres, annonçait à son père, Philippe Egalité, que sa sœur la princesse Adelaïde, repoussée de l'étranger par les ennemis de la Révolution, allait chercher un refuge dans un village des environs de St-Amand :

« Je vous ai écrit de Louvain, cher papa, le 21; c'est le pre-
« mier instant dont j'ai pu disposer, après la malheureuse
« bataille de Nerwinde; je vous ai encore écrit de Bruxelles
« et d'Enghien : ainsi vous voyez qu'il n'y a pas de ma faute.
« Mais on n'a pas l'idée de la promptitude avec laquelle les
« administrateurs de la poste font la retraite; j'ai été dix
« jours sans lettre et sans papier public et il y a dans ces
« bureaux là, comme dans tout le reste, un désordre admirable

« *Mon couleur de rose*, est à présent bien passé et il est
« changé dans le noir le plus profond; je vois la liberté
« perdue; je vois la Convention nationale perdre tout à fait
« la France, par oubli de tous les principes; je vois la guerre
« civile allumée; je vois des armées innombrables fondre

« de tous côtés sur notre malheureuse patrie, et je ne vois
« pas d'armée à lui opposer, nos troupes de ligne sont
« presque détruites ; les bataillons les plus forts sont de 400
« hommes, le brave régiment de Deux Ponts est de 150
« hommes, et il ne leur vient pas de recrues, tout va dans les
« volontaires et les corps nouveaux ; en outre, le décret qui a
« assimilé les troupes de ligne aux volontaires les a animés
« les uns contre les autres. Les volontaires désertent et fuient
« de toutes parts, on ne peut pas les arrêter, et la Convention
« croit qu'avec de tels soldats elle peut faire la guerre à toute
« l'Europe. Je vous assure que pour peu que cela continue,
« elle en sera vite détrompée. Dans quel abime elle précipite
« la France ! Ma sœur ne se rendra pas à Lille, où on pourrait
« l'inquiéter sur son émigration ; je préfère qu'elle aille habiter
« un village, dans les environs de Saint-Amand. »

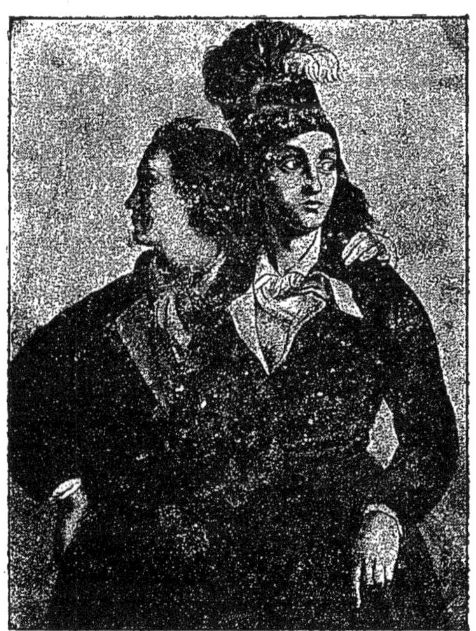

Mesdemoiselles Théophile et Félicité de Fernig,
d'après un tableau existant à la Mairie de Mortagne-du-Nord.

Le duc de Châtres pensait probablement au village de

Raismes. Sa sœur, la comtesse de Genlis et Pamela Seymour, qui venait d'épouser, à Tournai, lord Fitz Gérald, fils du duc de Leicester, premier pair d'Irlande, ne restèrent que quelques heures à Saint-Amand et reçureut l'hospitalité au château du marquis de Cernay, à Raismes. Elles consentirent ensuite, sur les assurances des officiers généraux autrichiens, à se rendre à Mons, pour y chercher un asile, au moment où la protection du général Dumouriez bien loin de leur être utile ne pouvait que leur devenir funeste.

Le 31 mars, Dumouriez écrit cette dernière lettre au ministre de la guerre.

J'ai fait ce matin, citoyen ministre, sans beaucoup d'inquiétude, de la part de l'ennemi, ma retraite dans les camps de Maulde et de Bruille. J'attribue la mollesse de sa poursuite au défaut de fourrages qui retardera ses mouvements, parce que sa cavalerie est plus de 20.000 hommes.

J'ai reçu hier soir, à Tournai, le colonel Maek, chef de l'état-major du prince de Cobourg, avec qui je suis convenu de la reddition de la ville de Bréda et de Gertruydemberg, sous une capitulation honorable et j'en ai envoyé l'ordre, par les Autrichiens eux-mêmes, au général Desters et au colonel Tilly; par ce moyen je sauve, pour le service de la patrie 10 à 12 bataillons, de la cavalerie et de l'artillerie, qui étaient perdus, si je n'eusse pas fait consentir le prince de Cobourg à cette capitulation.

Je m'attends encore à être blamé de cette mesure de prudence.

Comme c'est pour le salut de ma patrie que je travaille, je résiste à toutes les calomnies et à toutes les injustices. Je ferai mon devoir et rien ne rebutera mon caractère.

Les commissaires de la Convention viennent de faire arrêter le général d'Harville, dans le moment où ses services étaient les plus nécessaires; voilà déjà quatre généraux arrétés depuis un mois. Que prétend-on faire? Où veut-on en venir? C'est donc pour achever de compléter la désorganisation; il semble que l'aveuglement augmente avec le danger, il semble qu'on veut jouer de son reste sur le bord du précipice.

J'ai appris de l'officier général autrichien que plusieurs de nos hussards ont déserté, ainsi que de la troupe de ligne et même des volontaires; qu'ils disent qu'ils sont tous las de la guerre; que les prisonniers disent la même chose; vous jugerez les conséquences que doit en tirer l'armée autrichienne. Le rapport de nos déserteurs et de nos prisonniers n'est que trop vrai. Cent mille hommes de troupes allemandes, anglaises, hollandaises, prussiennes, hanovriennes, menacent cette frontière rapprochée de Paris.

La plupart de nos vieux soldats sont morts, blessés ou désertés; on prétend les remplacer par des recrues sans armes et sans volonté.

Nous n'avons point de subsistance. Les départements sont dans la consternation, plusieurs même diffèrent d'opinion et sont sans confiance; tous se plaignent des commissaires de la Convention. Ces commissaires tracent des plans de campagne, accusent, mettent en arrestation, et personne ne conçoit plus rien à cette activité révolutionnnaire des législateurs qui les transforme en pouvoir exécutif: tous les principes sont renversés, tous les genres de désordre sont à leur comble, et c'est avec une pareille conduite que nous prétendons soutenir la guerre contre toutes les nations de l'Europe!

Je vous le répète, citoyen ministre, si nous ne travaillons pas bien vite à la paix nous sommes perdus sans ressource. Je vous envoie une copie d'une lettre des commissaires de la Convention près de l'armée, dont ils n'approchent pas et de ma réponse.

Pendant que l'armée de Cobourg marchait en deux colonnes, l'une sur Mons et l'autre sur Tournai, Mack vint, à Tournai, trouver Dumouriez pour lui rappeler sa promesse. Le traître répondit qu'il avait dû régler les mouvements de ses divers corps et fixer leur position sur la frontière. Il confia au colonel autrichien que les commissaires de la Convention, qui étaient à Lille, projetaient de l'arrêter et de l'envoyer à Paris, « mais, c'est moi dit-il, qui les arrêterai et qui vous les enverrai, puis je marcherai sur Paris, dans les huit jours. »

Le 31 mars 1793, Dumouriez répondait, de l'établissement thermal de Saint-Amand, à la lettre des commissaires, ce qui suit :

Aux bains de Saint-Amand, le 31 mars 1793.

Dans le moment où j'ai reçu votre lettre, citoyens commissaires, je donnais des ordres pour prendre deux brigades ou six bataillons d'infanterie et un régiment de cavalerie pour former la garnison de Lille; il est impossible et il serait très peu militaire de tirer d'une armée désorganisée, dont tous les corps sont mêlés par la retraite que nous avons faite, un camp de 15,000 hommes; il faudrait au moins quarante ou cinquante bataillons : ce corps mal organisé ne couvrirait pas Lille, perpétuerait la confusion, nous ôterait le moyen de faire nos recrutements, nous affaiblirait partout et serait bientôt battu et chassé sur les glacis de Lille. Je ne peux en ce moment que mettre des garnisons dans les places, et, il est impossible de nous diviser en petits paquets ; il s'agit de réparer les deux armées du Nord et des Ardennes, de leur rendre à chacune les corps qui leur appartiennent pour les réorganiser, afin qu'elles puissent s'éloigner l'une de l'autre, ou agir à portée l'une de l'autre, selon les circonstances ; c'est pour cet effet que nous les avons fait camper séparément, l'armée des Ardennes, à Maulde, l'armée du Nord, à Bruille ; afin qu'elles soient à portée de changer, sous deux jours, les bataillons qui leur appartiennent respectivement ; afin, aussi que l'on sépare l'artillerie, les tentes, les effets de campement. Quant à la disposition générale que j'ai faite pour le placement des troupes sur la frontière, j'ai cru devoir destiner l'armée de l'expédition de la Hollande, pour la défense de la Flandre maritime et de l'Artois, qu'elle doit couvrir par un camp sous Cassel ; les deux armées des Ardennes et du Nord, sur le flanc de Valenciennes et Lille pour pouvoir se porter sur celle de ces deux places qui serait menacée, et cependant, pour être quelques jours dans un camp tranquille pour se réorganiser et se rétablir. La division du général Neuilly, qui était de 6,000 hommes se trouvant réduite par la désertion à 2 ou 5,000, a été placée par mon ordre dans Condé et Valenciennes, les flanqueurs de gauche, aux ordres du général Dompierre, occupant Bavai, pour lier communication avec Maubeuge et couvrir la trouée de Landrecies. Le général Harville, a ramené son corps à Givet et à Maubeuge, mais il vient d'être mis en état d'arrestation par les commissaires de la Convention nationale, et de ce moment, je ne réponds pas du sort de cette partie de la défensive ; j'ai à vous observer que les généraux et les troupes sont consternés de tant d'actes arbitraires, et que bien loin de donner de la force à l'armée on l'affaiblit, en la privant de chefs sous lesquels elle a combattu avec confiance.

P. S. — J'ai appris, comme vous, que l'armée autrichienne marche assez vivement sur nous, mais cependant comme il lui faut des vivres et surtout des fourrages pour pouvoir pénétrer en force, j'espère qu'elle nous donnera huit ou dix jours avant de se présenter en force pour pénétrer sur un point quelconque de notre territoire. Ce n'est que lorsque je serai bien sûr de son mouvement,

que je saurai où porter mes principales forces pour m'opposer à ses
progrès. Vous verrez par la copie de la lettre du général Ferrand
que l'archiduc menace aussi par le côté de Mons. Travaillez à nous
procurer des approvisionnements sur Douai.

Le premier avril, Dumouriez avait transféré son quartier
général de la ville aux Boues de Saint-Amand, où sa cavalerie
de confiance était cantonnée, et où il était aussi plus près de
son armée campée à Bruille, et surtout de la ville de Condé.

Car, le maréchal de camp Ferrand, qui commandait Valenciennes, et le grand Prévôt de l'armée, l'Ecuyer, ayant fait
échouer les projets de Dumouriez, sur cette place forte, il ne
restait plus à ce dernier que la ressource de prendre Condé.

Dans le bataillon des gardes nationales de Seine-et-Oise, en
garnison à Condé, était un capitaine de la compagnie d'artillerie, nommé Lecointre, fils du fameux député de Versailles.
Ce jeune homme déclamait fort contre les constitutionnels.
Maltraité à ce sujet, par des officiers de dragons, il
quitta la garnison pour venir porter ses plaintes à Dumouriez, qui le fit arrêter, pour se donner un otage dans la personne du fils d'un des plus enragés de la Montagne. Il fit
arrêter de même un lieutenant-colonel, officier d'état-major
de l'armée, nommé de Piles qui parlait avec violence
contre lui; et, n'ayant aucun lieu sûr pour retenir ces prisonniers, il les envoya à Tournai, ainsi que les six volontaires
du 3e bataillon de la Marne qui avaient menacé de le poignarder, priant le général Clairfayt, de les faire garder au dépôt,
dans la citadelle.

Dumouriez avait posté, à Pont-à-Marcq, sur la route de
Douai à Lille, un capitaine de chasseur à cheval avec quinze
hommes déterminés pour arrêter les courriers qui entreraient
dans Lille, ou en sortiraient, et surtout les commissaires
s'ils reprenaient le chemin de Paris.

Le 2 avril au matin, il reçut avis par ce capitaine que le
ministre de la guerre avait passé, à Pont-à-Marcq, se rendant
à Lille.

Vers quatre heures du soir, arrivaient à Fontaine-Bouillon
deux courriers annonçant l'arrivée du ministre de la guerre,
avec quatre commissaires de la Convention nationale, Camus,
Lamarque, Bancal, et Quinette.

Les commissaires, à leur arrivée à Lille, ayant révélé au général Duval l'objet de leur mission, le prièrent de vouloir bien les accompagner. Mais Duval, qui était malade, leur répondit : « mes forces physiques ne me permettent pas de me charger d'une telle responsabilité, dans une circonstance où il faut à la République des généraux qui réunissent à la confiance les moyens de la justifier. » (1)

Il fournit, sur l'ordre de Beurnonville, aux commissaires une escorte de cent chasseurs à cheval du 13e régiment, sous les ordres du fameux Saint-Georges et du lieutenant-colonel, Alexandre Dumas, le père et le grand'père de nos deux célèbres romanciers.

Une course de huit lieues ayant épuisé les chevaux des chasseurs, Beurnonville, ordonne à son arrivée à Orchies, à Miaczynski de mettre à sa disposition cent hommes de la légion des Ardennes. Miaczynski s'empresse de venir saluer les commissaires, de leur faire mille courbettes. Une demi-heure se passe et les cavaliers d'escorte ne paraissent pas. Camus et ses collègues se fâchent et rappellent à Miaczynski son échec d'Aix-la-Chapelle : « voilà la cause de nos « revers ; c'est ainsi que nos ennemis profitent de la lenteur « de nos mouvements pour envahir notre territoire. » Le Polonais irrité leur répond : « Je n'entends rien, dit-il, à votre « politique, mais je sais me battre et je vous le ferai voir. » Camus le prie de se taire ; Miaczynski s'éloigne en prononçant des menaces : « c'est affreux de ne pas rendre justice « aux braves gens ; on regrettera de me traiter ainsi ! » (2)

Les commissaires n'arrivèrent dans la rue du faubourg d'Orchies à Saint-Amand, qu'à la nuit tombante. Ils renvoyèrent aussitôt, leur escorte à Orchies, voulant se présenter seuls, sans autre arme que le décret de la Convention.

Mais à leur entrée sur la place de Saint-Amand, en face de l'Hôtel du Lion d'Or, alors tenu par Albert Duval, trente hussards de Berchiny se rangèrent immédiatement autour de la voiture. « Qui êtes-vous ? » demanda Camus — « une garde d'honneur envoyée par le général Dumouriez. » Les voitures s'engagent aussitôt dans la Grande rue et la route de Condé,

---

1 Duval à Lebrun, 4 avril 1793.

2 Rapport de Camus et déposition de Collin et de Saint-Georges au procès de Miaczynski.

prennent le chemin de la Croisette et s'arrêtent devant le Petit Château.

Le régiment de Berchiny était rangé, en bataille, dans la cour.

Dumouriez sortait de table. Il reçut les commissaires au milieu de son état-major. On voyait dans la salle, les deux frères Thouvenot, de Bannes, Nordmann, Leclair, Lescuyer, les aides de camp Devaux, Romme, Rainville, de Nyss, Baptiste Renard, les demoiselles Fernig et le premier médecin Menuret.

Le général embrassa Beurnonville, salua Camus et se fit nommer les trois autres députés, qu'il ne connaissait pas. Il ne parla pas à Lamarque, mais il félicita Bancal et Quinette de leur modération. Beurnonville lui annonça que les commissaires venaient lui notifier un décret de la Convention. « Apparemment, dit Dumouriez, en regardant Camus, vous venez m'arrêter ? » Camus ne répondit pas, et il allait commencer la lecture du décret lorsque Beurnonville remarqua qu'on ferait bien de passer dans le cabinet du général.

Dumouriez lui répondit : « que toutes ses actions avaient toujours été publiques ; comme un décret, donné par 700 personnes, ne pouvait pas être un mystère, ses camarades devaient être témoins de tout ce qui se passerait dans cet entrevue ». Cependant Beurnonville et les autres députés insistèrent avec tant d'honnêteté, qu'il passa avec eux dans un cabinet, dont les officiers d'état-major ne voulurent pas permettre que la porte fût fermée. Le général Valence entra seul avec lui dans ce cabinet.

Là Camus lui présenta le décret, le général après l'avoir lu froidement, le lui rendit et lui dit : « que, sans vouloir blamer, jusqu'à un certain point, une décision de la Convention nationale, il ne pouvait pas s'empêcher de juger que ce décret était déplacé ; que l'armée était désorganisée et mécontente ; que s'il la quittait en cet état il annonçait d'avance sa dissolution totale ; qu'il était sage de suspendre l'exécution de cet ordre ; que lorsque le travail, dont il était occupé pour rétablir l'armée serait terminé, il rendrait compte de sa conduite ; qu'alors on jugerait si les circonstances exigeaient ou permettaient qu'il se rendit à Paris ; qu'il lisait au reste dans ce décret, qu'en cas de refus ou de désobéissance les commissaires devaient le suspendre de ses fonctions, et nommer un autre général; que lorsque la Convention les avait choisis pour une mission aussi délicate et aussi sévère, elle avait autant compté sur leur prudence que sur leur fermeté; qu'il ne refusait pas positivement l'obéissance, qu'il demandait seulement le retard; qu'étant sur les lieux, ils pouvaient juger ce qu'ils avaient à faire et qu'ils étaient les maîtres de juger de sa suspension; que même pour la faciliter, il leur présentait sa démission, qu'il avait offerte tant de fois depuis trois mois. »

Alors Camus, après avoir commencé par assurer qu'ils n'étaient pas compétents pour accepter sa démission, lui demanda : « Mais après votre démission, que ferez-vous? — Ce qui me conviendra, répondit Dumouriez. Mais je vous déclare sans retour, que je ne me rendrai pas à Paris, pour me voir avili par la frénésie, et condamné par le tribunal révolutionnaire. — Vous ne reconnaissez donc point ce tribunal? dit Camus. — Je le reconnais, dit le général, pour un tribunal de sang et de crimes; et tant que j'aurai un pouce de fer dans la main, je ne m'y soumettrai pas: je vous déclare même que si j'en avais le pouvoir il serait aboli, étant l'opprobre d'une nation libre. »

Les trois autres députés avaient plus de douceur et d'honnêteté que Camus. Comme ils virent que le dialogue devenait trop vif, ils s'interposèrent et cherchèrent à persuader au général qu'il n'était point question dans la Convention d'aucune résolution funeste contre lui; que tout le monde l'estimait et l'aimait; que sa présence ferait tomber toutes les calomnies; que ce voyage ne serait pas long; que les commissaires et le ministre resteraient à l'armée pendant son absence. Le député Quinette s'offrit à l'accompagner, à le couvrir de son corps et à le ramener pour le sauver. La discussion devint alors froide et paisible.

Mais objecta Dumouriez, irai-je seulement jusqu'à Paris? On m'égorgerait en chemin. Des assassins sont apostés en en échelons sur la route. J'ai appris de vos propres gens qu'on a mis à Roye, à Gournay, à Senlis, des hussards et des dragons de la République pour se défaire de moi.

Le député Baucal, homme d'esprit, prit le général par son amour pour la gloire et lui cita les exemples d'obéissance et de résignation des plus fameux Grecs et Romains.

Le général lui répondit: « Monsieur Bancal, nous nous méprenons toujours sur nos citations, et nous défigurons l'histoire romaine, en donnant pour excuse à nos crimes l'exemple de leurs vertus, que nous dénaturons. Les Romains n'ont pas tué Tarquin. Les Romains avaient une République bien réglée et de bonnes lois; ils n'avaient ni club des jacobins, ni tribunal révolutionnaire. Nous sommes dans un temps d'anarchie. Des tigres veulent ma tête, et je ne veux pas la donner. Je peux vous faire cet aveu, sans craindre que vous me soupçonniez de faiblesse. Puisque vous puisez vos exemples chez les Romains, je vous déclare que j'ai joué souvent le rôle de Decius, mais je ne serai jamais Cartius, et ne me jetterai jamais dans le gouffre. »

Les députés protestèrent qu'il était trompé sur l'état de Paris ; que d'ailleurs il n'avait affaire ni aux jacobins, ni au tribunal révolutionnaire; qu'il n'était appelé que pour paraître à la barre de la Convention, et pour revenir, sur le champ à son poste. « J'ai passé le mois de janvier à Paris, leur dit le général, et sûrement il ne s'est pas calmé depuis, surtout après les revers. Je sais par vos papiers les plus authentiques que la Convention, est dominée par le monstre Marat, par les jacobins et par les indécentes tribunes, toujours remplies de leurs émissaires. La Convention ne pourrait pas me sauver de leur fureur ; et si je pouvais prendre sur ma fierté de comparaître devant de pareils juges, si je faisais cette démarche, ma contenance elle-même m'attirerait la mort. » Camus alors reprit sa question catégorique : « Vous ne voulez donc pas obéir au décret de la Convention ? » à laquelle le général répondit qu'il lui avait déjà dit ses motifs. Il pressa alors les députés de prendre un parti modéré, pour ne pas en venir aux extrémités; il les exhorta à retourner à Valenciennes et à rendre compte des motifs, en appuyant sur l'impossibilité de séparer, en ce moment, le général de son armée, sans risquer de la voir se débander entièrement.

S'ils avaient pris ce parti, il les aurait probablement laissés aller. Les trois collègues de Camus avaient l'air assez raisonnable; mais celui-ci se jetait toujours au travers des voies d'accomodement. « Pensez, dit un d'eux que votre désobéis-

sance perd la République. Un Etat ne peut subsister lorsqu'un particulier s'élève au-dessus des lois. Voulez-vous
imiter Lafayette que vous avez hautement condamné? Vous
êtes chéri des Français. Serez-vous l'objet de leur mépris
et de leur haine? »

Cambon a dit à votre tribune, au milieu des plus grands
applaudissements, répondit le général, que le sort de la
République ne dépend pas d'un homme. Je vous déclare
d'ailleurs que la République est un titre que nous ne pouvons pas nous attribuer; elle n'existe pas; nous sommes
dans une parfaite anarchie. Je vous jure que je ne cherche
pas à éluder un jugement. Je vous promets sur ma parole
d'honneur, (et les militaires y sont fidèles), que, dès que la
nation aura un gouvernement et des lois, je rendrai un compte
exact de ma conduite et de mes motifs; je demanderai
moi-même un tribunal, et je me soumettrai à un jugement
Quant à présent, ce serait un acte de démence. »

Tel est le précis et le sens exact d'une conférence qui a
duré près de deux heures et qui ne fut interrompue que par
une farce ridicule de Baptiste, valet de chambre de Dumouriez, qui après être sorti, un moment, rentra avec précipitation
en criant: « Messieurs, pendant que vous délibérez, l'ennemi
s'avance sur trois colonnes. » Un des commissaires dit aussitôt: que Baptiste devait être mis en état d'arrestation, pour être
venu troubler l'exécution de la loi par l'annonce de fausses
nouvelles. Beurnonville ajouta: « Quelle est donc cette extra-
vagance? Est-ce à plus de six heures que les ennemis
marchent sur trois colonnes? » Dumouriez, lui-même, qui se
tenait à peine de rire de la sottise de son valet, dit: « Qu'on
aille voir ». Il donna cet ordre à un vieil officier, auquel les
jambes refusaient à peu près le service.

A huit heures, les commissaires laissant Dumouriez avec
Beurnonville, sortirent du cabinet, et entrèrent dans une autre
pièce, pour se concerter sur la manière d'exécuter le décret.

Le général Beurnonville interpellé plusieurs fois par
Dumouriez, pour savoir ce qu'il ferait à sa place, lui répondit toujours: « Je n'ai point de conseil à vous donner;
vous savez ce que vous avez à faire. » Dès que les députés
furent sortis, le général reprocha à Beurnonville de ne l'avoir
pas averti, et lui offrit de rester avec lui à l'armée, et d'y

reprendre le commandement de l'avant-garde. Alors le ministre répondit : « Je sais que je dois succomber sous mes ennemis; mais je mourrai à mon poste plutôt que de trahir ma patrie. Ma situation est horrible : je vois que vous êtes décidé, et que vous allez prendre un parti désespéré; je vous demande en grâce de me faire subir le même sort qu'aux députés. — N'en doutez pas, lui répondit le général; et je crois par là vous rendre service. »

Le ministre, Valence, et Dumouriez passèrent alors dans la chambre commune, où tous les officiers attendaient avec impatience le résultat de cette longue conférence.

Les députés, en arrivant au logement du général, avaient trouvé le régiment des hussards de Berchiny, en bataille dans la cour, et Dumouriez avait ordonné au brave colonel Nordmann, de tenir à pied un officier sûr avec 30 hommes, prêts à exécuter ce qu'il ordonnerait. Ces hussards étaient tous Allemands ou Alsaciens. Toutes les passions qui agitaient les spectateurs se peignaient sur les visages avec beaucoup d'énergie, et le général s'attachait à les modérer. En se promenant, il s'approcha du docteur Menuret, médecin de l'armée et lui dit gaiement : « Hé bien! docteur, quel topique conseillerez-vous de mettre sur cette plaie? — Le même que celui de l'année passée au camp de Maulde, répondit vivement Menuret: un grain de désobéissance. »

Bien qu'entourés de hussards et à la merci d'une horde de traîtres, les commissaires, pénétrés de la haute mission qu'ils avaient à remplir, résolurent, à l'unanimité, de démasquer immédiatement Dumouriez et de l'arrêter.

Au bout de plus d'une heure, ils rentrèrent dans la salle. Camus s'avança rapidement vers Dumouriez, qui adossé à la cheminée avait la tête haute et le sourire aux lèvres, et lui dit: « citoyen général, vous connaissez le décret de la Convention qui vous ordonne de vous rendre à sa barre; voulez-vous l'exécuter ?

— Non.

— Vous désobéissez à la loi.

— Je suis nécessaire à mon armée.

— Par cette désobéissance vous vous rendez coupable.

— Ensuite!

·— Aux termes du décret nous mettons les scellés sur vos papiers.

— Je ne le souffrirai pas.

Un murmure d'indignation se fit entendre parmi les officiers Dites-moi, répondit Camus, les noms de ces gens là. »

— Ils le diront eux-mêmes. Et les officiers se nommèrent : Je m'appelle Devaux, — jo m'appelle de Nyss; Dumouriez, railleur, ironique présenta à Camus les demoiselles Fernig: « Voici les demoiselles Fernig, pouvez-vous douter de leur civisme? »

— C'est affreux, s'écrie une de ces jeunes filles.

— Assez, dit Camus, ce serait trop long, que tous me donnent leur portefeuille. Quant à vous général au nom de la nation et de la loi nous vous suspendons de vos fonctions.

Le général vit alors, par des mouvements, que l'indignation des officiers était à son comble, et allait éclater. Il dit alors d'un ton ferme : « Ceci est trop fort, il est temps de mettre fin à tant d'impudence; » et il commanda, en allemand, aux hussards d'entrer : « Arrêtez ces quatre hommes, dit-il, à l'officier; et qu'on ne leur fasse pas de mal. Arrêtez-aussi le ministre de la guerre, et qu'on lui laisse ses armes. » Camus s'écria alors : «général Dumouriez, vous perdez la République.

— C'est bien plutôt vous vieillard insensé! lui dit le général. Les quatre députés, et le ministre, sont entraînés dans la chambre voisine, gardée à l'intérieur par 25 hussards. Le seul étranger qui parvint à y pénétrer fut le courrier Longuet qui apporta aux commissaires quelques vêtements tirés de leur voiture.

On amena dans la même salle les citoyens Foucaud, secrétaire de la commission, Menoire et Villemer, aide de camp et secrétaire du ministre de la guerre. Foucaud, qui avait été jusque là privé de toute communication avec les commissaires, avait vu fouiller leur voiture et en retirer leur portefeuille, contenant 1436 livres en assignats, des livres, des cartes, des pistolets, etc. Le portefeuille du ministre ayant été également saisi, Beurnonville envoya Menoire, son aide de camp, le réclamer. Celui-ci aperçut Thouvenot l'aîné occupé à tracer une route sur une carte. On essaya de le retenir au quartier général, en lui faisant comme à Beurnonville des propositions séduisantes.

Une seconde tentative de corruption de Dumouriez auprès du ministre de la guerre échoua, comme la première, devant le patriotisme de cet officier, qui préférait la mort au déshonneur. Il répondit à de Nyss, l'aide de camp de Dumouriez, qui le priait de vouloir bien aller parler à son maître: « Dites à votre maître que je lui ai parlé tant que je l'ai connu innocent, honnête homme, ou susceptible de l'être, mais que je ne veux plus parler à celui qui s'est déclaré traître. Arrêté avec les représentants du peuple, je suis inséparable d'avec eux et je ne les quitterai point pour aller converser avec Dumouriez. » L'officier qui commandait aux hussards entra et s'adressant au ministre, lui dit : « Vous rappelez-vous, général, comme nous sautâmes avec vous dans les redoutes de Jemmapes? — Je me le rappelle, dit le ministre, mais je n'aurais jamais cru que les troupes avec lesquelles j'ai battu les Autrichiens à Jemmapes eussent dû m'arrêter aujourd'hui, et que vous les commanderiez. » L'officier resta muet. (1)

Les commissaires étaient détenus déjà depuis près de deux heures, lorsque de Nyss vint leur demander s'ils avaient des armes. Deux d'entre eux n'en avaient point, les autres déclarèrent qu'on aurait leur vie plutôt que leur sabre. On les laissa tranquilles.

De Nyss vint avertir les prisonniers de se tenir prêts à partir: « Qui donne cet ordre? » demande Camus, — « Le général Dumouriez » — « Dumouriez est suspendu de ses fonctions. » — De Nyss hausse les épaules. Mais Camus insiste, exige un ordre écrit. De Nyss sort, puis revient : « Le général Dumouriez a dit qu'un ordre écrit n'était pas nécessaire, qu'un procès-verbal suffisait, qu'au besoin on emploierait la force. »

Beurnonville déclare qu'il ne bougera pas, s'il ne sait où on le mène et il porte la main à son épée, mais aussitôt les hussards se jettent sur lui et le conduisent, avec les commissaires dans la cour. On propose à Menoire, Villemer et Foucaud de les laisser libres. Tous trois répondent qu'ils veulent partager le sort des commissaires et du ministre. Les aides de camp de Dumouriez font entrer le ministre et un commissaire dans la berline à trois places, qui avait amené à Fontaine-Bouillon le général Beurnonville, Menoire son aide de camp

<hr>

1 Rapport des représentants du peuple. Camus, Bancal, Quinette et Lamarque, lu au Conseil des cinq cents, les 22, 23 et 27, an IV.

et Foucaud, le secrétaire de la commission; dans la berline à quatre places des commissaires, les trois autres représentants du peuple. Un aide de camp se place dans chaque voiture : Raineville dans celle du ministre, De Nyss dans celle des commissaires. Villemer monte sur le plancher du cocher de la voiture des commissaires et Foucaud dans la chaise de poste sur laquelle il avait fait le trajet de Paris à Fontaine-Bouillon.

Menoire voulait entrer dans la berline du ministre. Pour le retenir au quartier général, on n'avait laissé aucune place vide dans les voitures et Raineville s'opposait à son entrée. Mais l'aide de camp de Beurnonville saisit ses pistolets et les montrant à Rainville lui dit : « J'entrerai, rien ne me séparera de mon général que la mort. » On le fit asseoir, faute de place, sur le plancher du cocher. Marchant et Constant Taboureau, attaché l'un à Beurnonville, l'autre à Menoire, sautèrent derrière les voitures ; on les en arracha, et ce ne fut qu'à force de sollicitations qu'ils obtinrent le lendemain la permission de suivre le ministre et son aide camp.

Les voitures, celle du ministre en tête, escortées de 200 hussards de Berchiny partirent pour Tournay en passant par le Thumelard, la Croix-du-petit-Dieu, le Moulin-des-Loups, Hasnon, le Nouveau Jeu, Rosult, Saméon et Rumegies. On voulait en faisant ce long détour, contourner, à une assez grande distance, les camps de Bruille et de Maulde, et la ville de Saint-Amand, remplie de volontaires qui désertaient, déjà en masse, ces deux camps pour se diriger sur Valenciennes.

La nuit était très obscure, les chemins en mauvais état et l'on avançait lentement. A minuit on n'était encore qu'au Rosult.

Quelques minutes après le départ, Beurnonville demanda à Raineville où on le menait. A Valenciennes répondit celui-ci. — « Prenez garde, lui dit le ministre, si vous me trompez je vous tire sur place ». Un quart d'heure ne s'était pas écoulé que Raineville, qui connaissait Beurnonville pour un homme de parole, prit prétexte que Menoire était mal à son aise sur le plancher de la voiture pour quitter celle du ministre, monter à cheval et se tenir près de la portière.

Vers minuit, Raineville, se trouvant éloigné de quelques pas, le ministre baisse la glace et demande au conducteur des chevaux: où vas-tu ? Cet homme, qui était un paysan qu'on n'avait pas mis dans le secret, répond naïvement: à Rumegies. Le ministre voyant qu'on dirige les voitures sur Tournay et présumant que l'escorte n'était que d'une trentaine de hussards, dit à son aide de camp: nous sommes livrés aux ennemis, nous pouvons sauver nos fidèles représentants et nous mêmes ; nos sabres coupent bien et 30 traîtres qui nous escortent ne peuvent être que 30 lâches. Nous en sabrerons une partie et nous mettrons le reste en déroute, et peut être le nom de leur ancien général aura-t-il encore quelque influence sur eux.

Il commence par abattre la tête de l'officier qui est à la portière, descend de voiture, porte un coup de sabre à un autre officier qui se retire en arrière et crie: alerte, hussards, coupez, hachez, taillez, tout ce qui paraîtra hors des voitures. Les 200 hussards qui composent l'escorte enveloppent la voiture du ministre et frappent de toutes parts sans ménagements. Le représentant du peuple qui était dans la même voiture, persuadé que contre un si grand nombre toute tentative serait vaine, défend à Beurnonville, au nom de la Convention, de continuer le combat. Le général et son aide de camp Menoire, se retirent dans la voiture ; mais déjà Beurnonville avait la cuisse entamée d'un coup de sabre, un autre coup est paré par son propre sabre. Pendant que Menoire essaye de relever le marche pied, un hussard le frappe et il lui aurait abattu la tête, si le coup n'avait pas encore été paré par le sabre du ministre. La portière se ferme. Les lanternes ont été brisées et la voiture endommagée en plusieurs endroits par les coups de sabre. En frappant, les gens de Dumouriez criaient: « F... canailles, nous vous tenons, vous avez assez coupé de têtes, on va couper les vôtres. » (1)

On se remet en marche, mais l'escorte serre les voitures le plus près possible. Vers la pointe du jour, plusieurs patrouilles autrichiennes passent près de l'escorte. On arrive enfin sur la route de Tournay. Les dragons de la Tour paraissent, se rangent de chaque côté du chemin, les officiers autrichiens parlementent avec Romme et Rainville, les hussards de Berchiny se retirent, les dragons autrichiens s'em-

_____

1 Rapport des représentants du peuple.

parent des voitures et les conduisent à l'abbaye de Saint Martin. à Tournay, quartier général de Clairfayt.

Le commandant de l'escorte remet au général Clairfayt la lettre suivante:

Je vous adresse, quatre députés de la Convention nationale qui sont venus de la part de cette assemblée tyrannique pour m'arrêter et me conduire à la barre. Leur projet, ou du moins ceux de leurs commettants, était de me faire assassiner à Paris. Dumouriez priait Clairfayt de les remettre au prince de Cobourg, qui les garderait comme otages, et il annonçait qu'il allait « empêcher les crimes de Paris et qu'il comptait sur la trève promise ».

Vers midi, les représentants du peuple et le ministre partirent, escortés de 50 dragons, pour Mons, où ils arrivèrent à 8 heures du soir. Le lendemain matin, 3 avril, le colonel de Mack se rendit près d'eux et leur ordonna, de la part du prince de Cobourg, d'informer la Convention qu'ils paieraient de leur tête tout attentat contre Marie Antoinette et le Dauphin. « Je n'ai rien à conseiller à mes collègues, dit Camus, je suis prisonnier, je ne m'appartiens plus. » Mack le menaça « votre tête dit-il, n'est pas solide sur vos épaules » Les députés répondirent qu'ils ne craignaient pas la mort et aucun ne voulut écrire à la Convention.

Cobourg, fit dire, par Mack, au ministre de la guerre que s'il voulait donner sa parole d'honneur il serait traîté comme prisonnier de guerre, avec la faculté de rester dans une ville d'Outre-Rhin.

Le ministre répondit: « que les nations de l'Europe reconnaissaient un droit des gens; qu'il était livré par un brigand français; que ce n'était pas dans de pareilles conditions que l'on donnait sa parole d'honneur de demeurer prisonnier, et dans tous les cas, il devait être, un et indivisible, avec les représentants du peuple. » Mack porta la réponse à Cobourg, puis vint de nouveau prier Beurnonville de se constituer prisonnier de guerre, Le ministre réïtéra sa déclaration de ne pas vouloir se séparer des commissaires et il ajouta: « dites au prince de Cobourg, qu'il me garde parce qu'il me craint; qu'un prince Eugène m'eut provoqué au combat, au lieu de m'envoyer dans une prison d'État; dites-lui bien qu'un jour son empereur, dont il compromet la gloire et la réputation, lui fera sentir la faute qu'il commet et l'en punira ; dites-lui enfin que l'histoire de cette guerre sera écrite et que sa conduite y sera appréciée. »

Les prisonniers furent transférés à Mæstricht, puis à la citadelle d'Ehrenbréiststein Ils subirent une longue captivité, Camus, Villemer, et Menoire à Konigsgratz ; Lamarque, Quinette et Foucaud au Spielberg, Bancal et Beurnonville à Olmütz. La liberté leur fut rendue, le 4 novembre 1795, en vertu d'un traité qui les échangea contre la dauphine, la duchesse d'Angoulême.

Dumouriez se hâta d'informer ses compagnons d'armes et les administrateurs du Nord de l'arrestation des commissaires.

Aux bains de Saint-Amand,
le 2 avril, onze heures du soir.

Mes compagnons !

Quatre commissaires de la Convention sont venus pour m'arrêter et me conduire à la barre ; je me suis rappelé de ce que vous m'avez promis, que vous ne laisseriez pas enlever votre père, qui a sauvé plusieurs fois la Patrie, qui vous a conduits dans le chemin de la Victoire et qui dernièrement encore vient de faire à votre tête une retraite honorable.

Je les ai mis en lieu de sûreté pour vous servir d'otages.

Il est temps que l'armée emette son vœu, purge la France des assassins et des agitateurs et rende à notre malheureuse patrie le repos qu'elle a perdu par les crimes de ses représentants.

Il est temps de reprendre une constitution que nous avons jurée, trois ans de suite, qui nous donnait la liberté et qui peut seule nous garantir de la licence et de l'anarchie dans laquelle on nous a plongés.

Je vous déclare, mes compagnons, que je vous donnerai l'exemple de vivre et mourir libre.

Nous ne pouvons être libres qu'avec de bonnes lois, si non, nous serions les esclaves du crime.

Le général en chef de l'armée française,
DUMOURIEZ.

Bains de Saint-Amand, 2 avril 1793.
Général Dumouriez aux citoyens administrateurs
du département du Nord.

Citoyens administrateurs, la tyrannie, les assassinats, les crimes sont à leur comble à Paris, l'anarchie nous dévore et, sous le nom sacré de liberté, nous sommes tombés dans un insupportable esclavage. Plus nos dangers sont grands, plus la Convention semble mettre d'aveuglement dans sa conduite. Je lui ai dit des vérités dans ma lettre du 12 mars, elle a envoyé pour m'arrêter ou pour se défaire de moi, quatre commissaires et le ministre de la guerre Beurnonville, dont j'ai fait la fortune militaire, les accompagne depuis plusieurs jours, l'armée est révoltée des calomnies et des attentats dirigés contre son général; et ils auraient été victimes de l'imprudence de ceux qui les avaient envoyés, si je n'avais retenu leur indignation.

Je les ai fait arrêter et je les ai fait enfermer dans un lieu sûr pour servir d'otages, en cas qu'on se prépare à commettre de nouveaux meurtres et de nouveaux crimes.

Je ne tarderai plus à marcher sur Paris, pour faire cesser la sanglante anarchie qui y règne. J'ai trop bien défendu la liberté jusqu'à présent, pour m'arrêter au moment où elle est le plus en danger.

Nous avons juré en 1789, 1790, 1791 une constitution qui en nous soumettant à des lois, nous donnait un gouvernement solide; ce n'est que depuis que nous l'avons renversée que nos malheurs ont commencé. En la reprenant je suis sûr de faire cesser sur le champ la guerre civile et la guerre étrangère, la licence et les brigandages, de rendre à la France la paix et le bonheur qu'elle a perdus.

Je connais la sagesse du département, où je suis ici et dont j'ai été le libérateur; puissé-je l'être bientôt de la France entière.

Je jure que je suis loin d'aspirer à la dictature et je m'engage à quitter toute fonction publique lorsque j'aurai sauvé la patrie.

Signé : DUMOURIEZ.

Avant de se diriger sur Paris, Dumouriez veut s'assurer de Lille, de Valenciennes et de Condé. Condé est commandé par Neuilly, l'un de ses lieutenants les plus dévoués; il charge Lescuyer de s'emparer de Valenciennes et Miaczinski, de Lille. Il donne à Lescuyer, qui était venu lui demander un congé de convalescence, quatre hussards de Berchiny qui devaient s'emparer, à Valenciennes, de Bellegarde, commissaire de la Convention et l'amener immédiatement en voiture au quartier général des bains de Saint-Amand. Lescuyer, le grand prévôt de l'armée, se préparait à partir en voiture, après avoir reçu les instructions de Thouvenot, lorsqu'il rencontra Dumouriez. « Comment, lui dit le général, vous êtes encore ici, hâtez-vous et revenez vite avec Bellegarde », et se tournant vers les hussards : « Braves hussards, pas plus de grâce pour celui-là que pour les autres ; vous m'en répondez. » Mais Lescuyer ne put exécuter les ordres de Dumouriez.

La tentative sur Lille devait échouer aussi.

Après l'arrestation des conventionnels, Dumouriez avait envoyé Montjoye au colonel Mack pour le prévenir et convenir d'un rendez-vous pour achever le traité, et au général Miaczynski, qui était à Orchies, le courrier Longuet avec la lettre suivante :

Je viens, mon cher Miaczynski, de faire arrêter le ministre Beurnonville et les commissaires envoyés pour m'arrêter ou plutôt pour me faire assassiner.

Mettez-vous en marche à la pointe du jour, allez dire au général Duval, qu'il faut, si les commissaires ne sont pas partis, les arrêter sur le champ et les conduire à Orchies, je vous instruirai de ce qu'il en faudra faire. Dites à Duval de s'emparer du trésor et de m'envoyer Petit-Jean. Vous lui direz que l'armée est disposée à proposer à la nation entière de reprendre la constitution que nous avons jurée en 1789, 1790 et 1791 et qui seule peut nous tirer de l'anarchie et de l'infamie de Robespierre et de Marat. Faites cette mission avec intelligence et zèle et revenez à Douai, où vous arrêterez le général Moreton, et laisserez le commandement de la place jusqu'à nouvel ordre à l'officier général d'artillerie qui y est actuellement en résidence. Vous prendrez le commandement de Cambrai ; vous pousserez avec un bon chef jusqu'à Péronne, pour y mettre garnison.

Je vous embrasse mon cher Miaczynski.

Signé : DUMOURIEZ.

Le général Miaczinski confia sa mission à Saint-Georges, à Dumas et aux officiers de chasseurs, qui la veille avaient escorté les conventionnels, de Lille à Orchies. Le capitaine Collin qui montait le meilleur cheval du régiment, partit ventre à terre prévenir le général Duval. Il fit les huit heures qui séparent Orchies de Lille, en une heure et demie. Miaczynski est arrêté, à son arrivée à Lille, et conduit à Paris, où il est décapité.

Dumouriez, ne recevant pas de nouvelles de son complice, fait partir de Saint-Amand, avec le courrier de la malle, son aide de camp Perrault. Arrivé à Pont-à-Marcq, cet officier, apprenant l'arrestation de Miaczinski, n'osa pas aller plus loin. Dumouriez, en apprenant l'arrestation du polonais, chargea, le 4 avril, Philippe Devaux, maréchal de camp, de ramener à Orchies, les 5000 hommes qui campaient au faubourg de la Madeleine. Mais Devaux fut arrêté, envoyé à Paris où il périt comme Miaczinski et Lescuyer sur l'échafaud. La conjuration militaire échouait.

Lieutenant-général Rosières, qui commandait provisoirement le camp de Bruille, à la réception, le 1er avril, de la proclamation de Dumouriez, convoqua ses principaux officiers :

Sttehenhoffen, Kermovan, Chancel et le belge Davaine, généraux de brigade et Pille et Cherin, lieutenants-colonels. Pille et Cherin s'étaient seuls ouvertement déclarés contre Dumouriez. Cherin proposait même de s'emparer du rebelle et de l'envoyer à Paris. Dumouriez ordonna sur le champ d'arrêter Pille et Cherin. Pille fut livré, le 2 avril même, chargé de fers à Clairfayt, mais Cherin parvint à s'enfuir à Valenciennes.

Rosières louvoya, tout en lisant la proclamation aux troupes, il leur rappela le serment qu'elles avaient prêté, de maintenir la République et l'égalité.

Le 2 avril, Dumouriez prévenait l'armée qu'il la passerait en revue, l'après-midi. « Pour laisser reposer ses braves troupes disait-il, et pour mieux servir son pays, il était convenu d'une suspension d'armes avec les généraux de l'armée impériale, » et il défendait sous peine de mort de franchir la frontière.

A trois heures, Dumouriez se rend au camp de Bruille. Les troupes l'acclament, tant il avait su, dit le général Chapuis, capter par ses discours et ses actions militaires la confiance intime de l'armée.

Comme il était trop tard pour aller au camp de Maulde, Dumouriez rentre à Saint-Amand et réunit à dîner, chez M. de Genlis, ses officiers les plus dévoués. Il leur montre pendant le repas un pli cacheté que le Comité de sûreté générale envoyait à Beurnonville ; il l'ouvre, il en retire des mandats d'arrêts contre le duc de Chartres, le duc de Montpensier,

Valence, Berneron, Westermann, Malus, les adjudants-généraux Devaux et Montjoye, l'aide Codron. Aussitôt les têtes s'échauffent et les convives jurent de renverser la Convention. Ils écrivent aux amis absents. A une heure et demie du matin, le duc de Chartres envoie ces lignes à Lille, au capitaine Paul Thiébaut: « Arrivez bien vite, mon cher Paul, nous avons bien besoin de vous pour une affaire importante et pressée. » Thiébaut arrêté, est sauvé par Grandvelle. De son côté, Valence, expose à Biron, *la situation inouïe* de l'armée. « Dumouriez en état d'arrestation et faisant arrêter le ministre et les commissaires; Lille et Valenciennes remplis de députés; les ennemis au nombre de 60,000 hommes victorieux, à deux lieues de nous; pas de provisions, pas de fourrages, tous les généraux arrêtés excepté moi, parce que je suis blessé: Ligniville, d'Harville, Bouchet etc. Les traîtres qui vendent la France, ont avili les généraux pour la livrer plus aisément. Quelle différence de notre sort quand en Champagne nous préférions la mort aux fers des despotes. »

Il écrit au président de la Convention que l'armée « fatiguée des vexations qu'elle éprouve » suivra peut-être le parti de Dumouriez. Pour lui il donne sa démission: « Je m'exile de ma patrie; jamais je ne servirai contre mes concitoyens quelle que soit leur opinion ou leur égarement » (1)

Dumouriez, encore enivré de l'accueil du camp de Bruille, se rend le 3 avril au camp de Maulde que commandait le général La Veneur, Ce dernier partagé entre son amitié pour Dumouriez et l'horreur que lui inspirait « le grand attentat » contre les commissaires de la Convention se mit au lit, en disant qu'il était malade, dès qu'il apprit l'arrivée de Dumouriez, qui s'était fait précéder au camp par cette proclamation;

« Mes amis, mes braves frères d'armes, nous touchons à un moment attendu depuis longtemps par les vrais amis de la Patrie. Tous voient avec bien de la douleur ce temps d'anarchie, où les bons citoyens ont tout à craindre et où les brigands et les assassins font la loi. Depuis cinq ans, notre malheureux pays est devenu leur proie. Une représentation populaire, la Convention nationale, au lieu de s'occuper de vos besoins, de votre subsistance, de créer des lois qui vous

____

1 Lettre du général Valence.

assurent un avenir paisible et tranquille, passe son temps à l'intrigue, à former et à combattre perpétuellement les factions et emploie les revenus publics à faire voyager des intrigants, des factieux, sous les noms de commissaires.

« Ils viennent près des armées non pour les secourir, non pour diminuer l'étendue de leurs besoins, mais pour les désorganiser par des rapports calomnieux et envoyer à l'échafaud, en empruntant la forme des lois, vos braves frères d'armes, vos généraux que vous avez vu si souvent à votre tête braver les dangers de toute espèce. Il est temps de mettre fin à une si cruelle anarchie, il est temps de rendre à votre pays sa tranquillité, il est pressant de lui donner des lois : les moyens sont dans nos mains, si vous me secondez, si vous avez de la confiance en moi. Je partagerai vos travaux et vos dangers. La postérité dira de nous: Sans la brave armée de Dumouriez, la France serait un désert aride, elle l'a conservée, elle la régénérée, soyons les dignes fils de si glorieux frères Je ferai connaître demain à mon armée, sur un mémoire imprimé, ma conduite envers ma patrie, et celle de la Convention nationale et l'armée pourra juger entre elle et moi, qui de nous a le plus à cœur le salut de son pays. »

Cette harangue fut envoyée à plusieurs généraux, entre autres à Miaczynski. Elle portait en tête :

Quartier général de Saint-Amand,

Le 3 avril 1793, mot d'ordre: — Enfants, suivez-moi, et ralliement: Je réponds de tout. Elle était terminée par cette indication: le quartier général de l'armée du Nord est à Saint-Amand et était signée par l'adjudant général Larreri.

Dumouriez toujours escorté des hussards de Berchiny se rend au camp de Maulde où il passe quatre heures à causer familièrement avec les simples soldats, à donner des poignées aux sergents, à caresser les officiers, à prodiguer à tous des promesses et à les encourager à détruire l'anarchie, pour rendre à la France le repos et la paix.

Les troupes de ligne et la cavalerie couvrent le général d'acclamations, et promettent de le défendre contre les malveillants. L'humiliation de la loi civile devant le sabre réjouit toujours le vieux soldat. Mais l'artillerie, et les volontaires qui surpassaient encore l'artillerie en républicanisme, devaient se tourner contre Dumouriez.

Ce sont les premiers soldats qui s'élevèrent dans le camp de Maulde et de Bruille contre le traître. Leur exemple finit par entraîner toute l'armée. Dès le 3 avril, ils s'échappaient du camp pour se rendre à Valenciennes, disant qu'ils voulaient la paix et non un roi.

Les officiers des armes spéciales étaient dispensés de la preuve de quatre degrés de noblesse, qu'exigeaient les ordonnances de 1787 et de 1788. Il y avait par conséquent dans l'artillerie beaucoup de roturiers, naturellement dévoués au nouvel ordre de choses. Ce corps, presque entièrement républicain, était excellent. La supériorité de l'artillerie des armées de la République eut sur le moral des troupes plus d'influence qu'on ne le croit d'ordinaire. Le soldat comptait sur cette puissante protection; il savait que les batteries seraient toujours habilement disposées et parfaitement servies. C'est du succès de cette arme observe Dumouriez que dépend la confiance des troupes, et leur courage se refroidit sensiblement lorsqu'elles voient leur artillerie recevoir un échec et se rebuter.

Dans la soirée du 3 avril, le lieutenant David, du 2e bataillon de Saône-et-Loire, quatre sergents fourriers du même bataillon, Dubois, Leblond, Suquet, Montigny, le canonnier Charve, du 1er régiment d'artillerie se présentèrent au Petit Château de la Fontaine-Bouillon. Ils avaient écrit à la craie sur leurs chapeaux les mots la *République ou la mort*. Le lieutenant David lut une adresse qui sommait Dumouriez d'obéir aux ordres de la Convention et de se rendre à la barre. Le traître fit arrêter ces six hommes, comme voulant attenter à sa vie et les envoya aux avant-postes.

Les assignats et surtout les manifestes répandus à pleines poignées dans les deux camps de Maulde et de Bruille « dessillent les yeux de l'armée »:

Les noms de loi, de Convention, de République, trouvent enfin un écho dans le cœur des plus vieux soldats de la ligne, qui, au-dessus de la République, plaçaient la Patrie.

A la vue des parlementaires autrichiens, des Kaiserlicks, les vétérans eux-mêmes abandonnent peu à peu les camps, pour se replier sur Valenciennes.

Dumouriez avait envoyé Montjoye à Mack pour obtenir un dernier entretien. Montjoye lui rapporta, le 2 avril à Fontaine-

Bouillon, la réponse du colonel autrichien. Le prince de Cobourg, l'archiduc Charles et le baron Mack engageaient Dumouriez à se rendre entre Boussu et Condé, pour y convenir des mouvements que devaient effectuer les deux armées.

Le traître prépare aussitôt un mouvement pour aller prendre, le 5, la position d'Orchies et de là menacer, Lille, Douai et Bouchain. Mais, avant de marcher sur Orchies, il veut s'assurer Condé.

Le 4, au matin, il part de Saint-Amand pour se rendre à Condé. Il laisse, dans notre ville, le général Thouvenot pour assurer les détails relatifs au mouvement qu'il avait projeté et pour maintenir l'esprit public. Comme l'escorte de 50 hussards qu'il avait commandée se fait attendre et qu'il craint de manquer l'heure du rendez-vous, qu'il avait fixée au prince de Cobourg, Dumouriez laisse, à Saint-Amand, un de ses aides de camp chargé d'indiquer à cette escorte la route qu'elle devait prendre. Il se met en route avec le duc de Chartres, les colonels Pierre Thouvenot et Montjoie, son neveu Schomberg, les demoiselles Fernig, son secrétaire Cantin, n'ayant pour toute escorte que huit hussards d'ordonnance de Berchiny et des domestiques ; ce qui formait un groupe de trente chevaux. Il prit tranquillement la route de Condé. Parvenu à une demi-lieue de cette place, entre Fresnes et le Doumet (Odomez), il vit venir un adjudant-général, de la part du général Neuilly, qui lui dit que la garnison était en grande fermentation, qu'il ne serait peut-être pas prudent d'y entrer et qu'il fallait attendre que ce mouvement se décidât pour ou contre. Se trouvant trop près pour reculer, il renvoya cet officier, avec ordre au général Neuilly de faire sortir le 18ᵉ régiment de cavalerie pour venir à sa rencontre, et dit à l'adjudant qu'il l'attendrait à Odomez.

Il venait de rencontrer sur le grand chemin une colonne de trois bataillons de volontaires, commandés par Davout, qui marchaient sur Condé, avec leur bagage et leur artillerie. Etonné de cette marche qu'il n'avait point commandée, Dumouriez demanda aux officiers de ces bataillons où ils allaient ; ils lui répondirent qu'ils allaient à Valenciennes ; il leur dit qu'ils lui tournaient le dos et qu'ils allaient arriver à Condé. Il était alors au milieu d'eux, et s'était arrêté au bord du fossé pour les laisser passer. Il ne conçut pas comment il ne fut pas alors arrêté.

C'est en ce moment qu'arriva le message du général Neuilly. Alors, combinant ensemble le rapport qu'il venait le recevoir sur la garnison de Condé et la marche irrégulière de ces trois bataillons, il s'écarta à cent pas du grand chemin pour entrer dans la première maison d'Odomez et donner ordre par écrit à ces trois bataillons de retourner au camp de Bruille, d'où ils étaient partis. Mais au même instant la tête de cette colonne rebroussa chemin et se porta sur lui à toutes jambes et avec des cris tumultueux. Alors il remonta à cheval et s'éloigna au petit trot jusqu'à un petit canal, qui bordait un terrain marécageux. Des cris, des injures et surtout le mot arrête ! arrête ! le forcèrent à passer le fossé. Son cheval ayant refusé de le franchir, il fut obligé de le passer à pied ayant de l'eau jusqu'aux épaules. Quand il fut de l'autre côté, les coups de fusils avaient succédé aux cris, et toute la colonne s'était ébranlée, la tête et le centre cherchaient, à toute course, à le joindre, tandis que la queue rebroussait chemin avec la même rapidité pour lui couper la communication avec le camp de Bruille, qu'il voulait regagner.

En ce moment, il courut les plus grands dangers. Il était à pied. Le baron de Schomberg, son neveu, qui l'avait rejoint à travers mille dangers, avait mis pied à terre et voulait absolument, en se sacrifiant, lui donner son cheval. Il ne voulut jamais y consentir. Il monta enfin sur le cheval du duc de Chartres, qui étant très leste se sauva à pied. Son cheval fut pris et mené en triomphe à Valenciennes. Deux hussards furent tués, ainsi que deux domestiques du général, dont un portait sa redingote. Le colonel Thouvenot eut deux chevaux tués sous lui, et sauva en croupe le fidèle Baptiste, qui perdit aussi deux chevaux. Son secrétaire Cantin fut pris.

Le bataillon de l'Yonne qui fit feu sur Dumouriez et son escorte était commandé par Davout, qui devint plus tard le fameux maréchal Davout, duc d'Auerstaedt, prince d'Echmuhl.

Le général se trouvait alors dans les prairies de Bruille, au pied du camp, entre le grand fossé de dessèchement, qu'il venait de franchir et l'Escaut. Dirigé par les demoiselles Fernig, qui connaissaient bien le pays, il arriva en face de Vergne, au bac de la Boucaude. Le passeur Gaspard Mixte habitait sur la rive opposée, territoire de Flines, une petite maison isolée, qui existe encore de nos jours. C'est la première maison que l'on rencontre sur la rive droite de l'Escaut en venant d'Hergnies. Comme le danger était pressant, on demandait le passage à grands cris. Mais Gaspard Mixte, entendant la fusillade et voyant vers Bruille des soldats à la poursuite des fuyards, refusa. Sa femme Bernadine Delcourt, cédant aux instances des demoiselles Fernig qu'elle connaissait, se dévoua, détacha la barque et la poussa vivement vers la rive gauche et recueillit le traître et ses compagnons. Les deux sœurs Félicité et Théophile Fernig et une partie de la troupe gagnèrent le camp de Maulde, en suivant la rive droite de l'Escaut jusqu'à Mortagne.

Gaspard Mixte craignant les représailles des volontaires du 3e bataillon de l'Yonne, qui poursuivaient le général Dumouriez, s'empressa de couler sa barque.

Les soldats à leur arrivée sur le bord de l'Escaut, crient, appellent. Gaspard Mixte leur dit qu'ils ont passé le fleuve à la nage ; les chevaux abandonnés sur le rivage et dont ils s'emparent, les confirment dans cette opinion.

Bernardine Delcourt, non contente d'avoir transporté les fuyards sur la rive autrichienne, leur fait passer le Jard, canal de dessèchement et les conduit à la ferme de Thomas Heulle, située à droite du Château de Vergne et à 400 mètres de l'Escaut. Un fils du fermier, nommé Jacques, consent, après quelques sollicitations, à les guider à travers les prairies marécageuses de Vergne jusqu'à un endroit appelé Parquelot Là, des ouvriers qui travaillaient dans les champs, les conduisirent jusqu'au château du Biez, où ils furent reçus avec une grande cordialité.

Situé autrefois sur les rives du cours préhistorique de l'Escaut, que reprend encore le fleuve pendant les grandes inondations, ce château existait à la fin du XIIe siècle. Détruit, vers 1340 pendant la guerre de cent ans ; rebâti, puis brûlé par les troupes de Louis XI, en 1478, il fut reconstruit, en 1630, par Guillaume de Melun, prince d'Epinoy, dont les armes sont sculptées au-dessus de la porte d'entrée, en ogive, et portent le millésime 1630. Les d'Epinoy portaient comme armoiries ; d'azur à sept besants d'or, au chef de même ; leur cri de guerre était: à moi, Melun ! leur devise: *virtus et honor*

Les d'Epinoy entrèrent en possession de la terre et du château du Biez par le mariage de Hugues de Melun avec Yolenthe de Werchin.

En 1714, le mariage d'Anne-Julie-Adelaïde de Melun avec Louis-François de Rohan, prince de Soubise, fit passer la terre dans l'illustre famille de Rohan, qui descendait en ligne directe des anciens rois et ducs de Bretagne et dont la fière devise était: *Roi ne puis, Prince ne daigne, Rohan suis.*

Cette famille, vendit en 1785, le château du Biez à Emmanuel Ferdinand, duc de Croy, prince de Solre et de Mœurs, seigneur de Condé, Péruweltz et Bonsecours, qui fut député aux Etats-Généraux et vice-président de la noblesse en 1789. Il émigra en 1791. Ses biens d'abord séquestrés, lui furent rendus par le gouvernement des Pays-Bas.

Le 11 avril 1829, le prince Alfred, duc de Croy, domicilié à Dulmen en Wesphalie, mais résidant alors en son château de l'Hermitage, à Condé, vendit le château du Biez transformé en ferme, avec environ vingt bonniers de terres labourables et prairies, à M. Daniel-Joseph Duvivier. (1)

Du château Dubiez, Dumouriez et ses quatre compagnons. guidés par le garde du château, Michel Leclercq, arrivèrent quelques heures après à la maison dite *la barrière de Bury,* occupée par les sieurs Baudelet. Puis au camp de Bury, qui se trouvait à peu de distance de là. Le camp autrichien était occupé par une division du régiment des dragons de la Tour.

On raconte, dit Jules Renard, l'auteur de l'*Histoire de la commune de Wiers,* qu'en « passant au Vert-Velu, pour se rendre au camp de Bury, Dumouriez entra chez Nicolas Brouillard pour se désaltérer. La femme Brouillard, se hâta d'obtempérer à la demande de l'illustre général et vint lui offrir du petit lait, de bon cœur sans doute, mais dans un vase auquel ce général n'était guère accoutumé. Dumouriez but cependant dans le vase de *porcelaine de Calenelle* que la femme Brouillard lui présentait et partit tout enchanté des attentions *délicates,* dont il était l'objet de la part de notre brave et rustique population.

Bernardine Delcourt, née à Flines-Mortagne, comme son

1 Histoire de Wiers par Jules Renard.

mari et ses sept enfants: deux filles et cinq garçons, est morte à Château-l'Abbaye, en 1845, dans une maison qu'elle avait fait construire près d'un nouveau bac pour chevaux et voitures, qu'à remplacé plus tard le pont-levis, dit aujourd'hui pont Péri, parce que le pontonnier, son second mari, s'appelait Péri. Bernadine Delcourt, n'est pas morte, comme l'ont écrit plusieurs historiens, dans un état voisin de la misère. Elle était dans une situation relativement aisée. Les cabarets de la Boucaude et du pont Péri étaient très fréquentés par les bateliers, qui étaient alors forcés d'y séjourner plusieurs jours, en attendant que l'ouverture de l'écluse de Condé leur donnât une assez grande profondeur d'eau pour gagner l'écluse fermée d'Antoing ou celle ouverte de Condé. De plus, les cinq garçons de Bernardine Delcourt étaient pilotes sur l'Escaut et gagnaient alors 80 francs, chacun, pour conduire un bateau de Condé ou de la Boucaude à Gand.

En 1830, lors de l'élévation du duc de Chartres au trône de France, un sieur Audeval, ancien commissaire de guerre, qui avait été receveur-général de la Haute-Vienne, pendant la restauration, adressa au roi un mémoire dans lequel il prétendait lui avoir sauvé la vie, lors de la fuite de Dumouriez. Ce mémoire rappela au roi Louis-Philippe le souvenir du passage de l'Escaut, à la Boucaude, et il fit don d'une somme de 700 francs à Bernardine Delcourt.

L'un des petits fils de Gaspard Mixte, François Mixte, habite la rue d'Enhaut à Hauterive-Nivelles. Cet homme malgré ses 78 ans, est encore, comme son père et ses oncles, pilote sur l'Escaut.

Après avoir longuement causé avec François Mixte, nous avons voulu parcourir le chemin qu'avait suivi Dumouriez dans sa fuite.

Nous avons traversé l'Escaut sur la barque Philippe, à la Boucaude. Ce nom de Philippe n'a pas été donné à ce bac en l'honneur de Philippe d'Orléans, plus tard roi des Français, mais parce que le propriétaire de la nouvelle maison du passeur, située à Château-l'Abbaye, s'appelait Lali Philippe.

Après avoir traversé l'Escaut, puis le Jard, qui coule parallèlement à ce fleuve, à une distance de cinquante mètres, nous avons vu la ferme Heulle, qui est encore possédée par les petits-enfants de Jacques Heulle, les enfants de Romaine Heulle, sa fille, veuve de Nicolas Liénard. Puis avec beaucoup de difficultés, car dans ce pays marécageux, aux sentiers, aux chemins tortueux bordés de fossés, de saules et de peupliers, on ne voit pas à vingt mètres en ligne droite, nous avons passé devant le château de Vergne, maison de plaisance entourée d'eau, qui fut construite, en 1801, par Elie Audeval, et habitée l'année même de sa construction, par la générale Bernadotte, née Eugénie-Bernardine Clary, sœur de Marie-Julie Clary, épouse de Joseph Bonaparte, roi d'Espagne.

Le général Bernadotte, succéda, le 5 février 1808, à son père adoptif Charles XIII roi de Suède et de Norwège, et fut roi, sous le nom de Charles-Jean XIV.

Le prince royal, qui fut roi de Suède et Norèwge, en 1844, sous le nom d'Oscar 1er, habita aussi le château de Vergne.

Les enfants du maréchal Berthier, duc de Wagram, habitèrent aussi cette résidence, sous la garde d'une gouvernante Madame de Bremont.

Dans ses lettres à son cousin Isidore Audeval, Mademoiselle Théophile de Fernig, parle assez souvent du château de Vergne et de ses habitants.

« Madame de Bremont, dit-elle, est à Vergne, dont sa maison est un petit bijou. Elle nourrit une basse-cour nombreuse et a ramassé tous les canards blancs du canton. Elle a un des enfants de Berthier, qui l'amuse beaucoup et qui parle *patois* comme un vrai paysan de Vergne. Allons *metté-là à fachon, teu' tè' met nè bin.* Elle-même parle *très gentiment* et elle vous comprendra bien quand vous lui direz: *Volés qué j'vos leumiche ?* » (1)

Ce château, occupé ensuite par la famille de Charles d'Autreppe, appartient aujourd'hui à M. Saligot-Duvivier, bourgmestre de Wiers.

Après bien des détours nous apercevons, enfin, le château de Wiers sur le bord des prairies marécageuses qui s'étendent d'Hergnies à Wiers.

De ce château seigneurial, bâti, en 1630, par un membre de la famille de Croy, il ne reste qu'une entrée formant avant-corps et quelques annexes à gauche. Le tout est dans un état qui touche à la ruine. Les armoiries sculptées au-dessus de la porte en ogive

---

1 Lettres inédites, publiées par M. Honoré Bonhomme.

et celles qui se trouvent par terre, dans la cour, nous apprennent que les familles illustres des Soubise, des Croy, des Epinoy possédèrent ce manoir, construction transitoire entre le style ogival et la Renaissance.

Les croisillons des fenêtres et les bossages des chaînes, donnent à ce petit morceau d'architecture un caractère bien prononcé.

Dumouriez, à son arrivée au camp autrichien, écrivit immédiatement au colonel Mack.

A la tombée de la nuit, le fidèle Baptiste Renard, vint rejoindre son maître, après avoir traversé tout le camp. Il lui apprit que la tentative de meurtre, dirigée contre lui, avait soulevé la plus grande indignation au camp de Maulde. Cette nouvelle ranima l'audace de Dumouriez. Il osa penser que tout n'était pas perdu.

Le colonel Mack arriva le soir. Dumouriez lui déclara qu'il irait demain se mettre à la tête de ses soldats pour « exécuter son plan avec vigueur et sans ménagement, » et que pour rassurer les esprits une proclamation du prince de Cobourg, affirmant qu'il voulait maintenir l'intégrité du territoire, était indispensable.

Le général passa une partie de la nuit à rédiger une proclamation qu'il remit à Mack, pour la faire signer par Cobourg.

Cette proclamation très habile représentait Dumouriez comme un « homme vertueux » aimant véritablement sa patrie et voulant lui donner un gouvernement solide, en mettant fin aux attentats, aux bouleversements, aux convulsions, aux malheurs qui déchiraient une nation grande et généreuse.

Cobourg, déclarait que ses soldats s'unissaient, en amis et en compagnons d'armes, aux soldats français pour rendre à la France son roi constitutionnel.

Dès 3 heures du matin, (5 avril 1793), quelques instants après le départ de Mack, Dumouriez escorté par des dragons de La Tour, se rendait au camp de Maulde. Ses aides de camp l'avaient précédé pour faire battre la générale et mettre les troupes sous les armes.

Après avoir traversé Wiers, il arrive aux avant-postes de Flines-Mortagne, où campe le 71e de ligne, (ancien régiment de Vivarais), il parle aux soldats, leur raconte qu'il a été obligé de fuir sur le territoire autrichien, poursuivi à coups de fusils par les volontaires de l'Yonne, commandés par Davout. « Les impériaux, dit-il, sont désormais nos amis, ils en veulent non pas à nous, mais aux prétendus patriotes, aux coupeurs de têtes. Nous irons à Paris, nous mettrons un roi sur le trône, nous proclamerons la constitution de 1791 ». Il termine en exhortant « ses enfants » à ne pas abandonner « leur père ». *Vive Dumouriez! Vive le Roi!* répondent les soldats. L'officier autrichien quitte sa cocarde noire et prend la cocarde française en criant: *Vive le Roi! Vive la première constitution de la France!*

Avant d'entrer dans Flines, il rencontre le 89ᵉ de ligne. (ancien Royal-Suédois). Il le harangue de la même manière et le 89ᵉ crie: *Vive Monsieur Dumouriez! Vive le Roi!* Les deux régiments, fusils chargés, traversent Flines et Mortagne et passent devant plusieurs bataillons réguliers et nationaux, qui présentent les armes au général, les uns crient *vive le roi!* et comme les autres murmurent après sa harangue, Dumouriez s'écrie: « Les républicains sont libres de partir, qu'ils s'en aillent. Que les royalistes seuls restent avec moi; rien ne leur manquera, quoiqu'on ait fait courir les bruits que les vivres étaient arrêtés. J'ai de l'argent et ne vous refuserai rien. » Et pour bien marquer qu'il déclare la guerre à la République, il fait reconnaître, en tête du 71ᵉ régiment de ligne, au nom de Louis XVII, un nouveau lieutenant-colonel. M. de Bannes, ancien colonel du Vivarais, met pied à terre et présente au régiment, le capitaine Pradon: « Officiers, sous-officiers, grenadiers et soldats, au nom du roi, vous reconnaîtrez M. Pradon pour votre lieutenant-colonel. »

Arrivé au camp de Maulde, il fait faire le cercle aux bataillons, raconte qu'il a failli être assassiné la veille, qu'il a dû fuir pour la première fois de la vie et qu'il n'a été sauvé de la mort que par les dragons de La Tour, qui l'escortent: « sans eux, dit-il, je ne sais pas ce que je serais devenu ». Ces braves gens, sont comme nous, las de la guerre et veulent la paix et la tranquillité. Renvoyons la Convention, qui a sans doute de bons sujets, mais où 200 scélérats tiennent le glaive sur la tête de 500 autres. Sinon, mes camarades, toutes les couronnes se ligueront contre la France et feront de notre pays un cimetière. Oui la France, ne peut se tirer de l'anarchie, sans un roi. Il faut marcher sur Paris, et si nous ne sommes pas assez forts, j'ai 40,000 hommes prêts à me suivre. Nous reprendrons la constitution de 1791, chacun regagnera paisiblement son domicile, je rentrerai chez moi, j'ai juré et je jure encore de n'occuper aucune place dans aucun temps. Soldats vous pensez tous, comme moi et vous ne me quitterez pas. Je regarderai comme des ennemis de leur patrie, ceux qui ne se rangeront pas de mon côté. »

Mais tout, raconte Théophile Fernig, était dans l'agitation, et les regards sombres de quelques-uns de nos camarades nous disaient assez qu'ils nous confondaient avec les traîtres.

L'aspect des dragons blancs autrichiens excita un long frémissement d'indignation parmi les troupes françaises. Un fourrier sortit des rangs et cria à Dumouriez : « Qu'est-ce que c'est que ces gens là ? »

— J'ai fait la paix, répondit Dumouriez ; les ennemis sont maintenant nos amis.

— Vous les amenez en France ! répliqua le fourrier ; vous, voulez leur livrer nos villes ! Trahison ! Trahison ! (1)

Mille voix répétèrent ce cri. Les volontaires éclataient de fureur. Les troupes de ligne silencieuses et sombres commençaient à comprendre que Dumouriez était un traître. L'attachement que Dumouriez avait su inspirer aux vieux soldats de Valmy et de Jemmapes était tel que quelques-uns refusaient encore de croire à la trahison de leur chef et traitaient les volontaires de *gens foutres* de patriotes, de *carmagnoles*, de marchands de papier, de coupeurs de têtes de roi, de fondeurs de cloches etc. Mais la plupart des soldats abandonnaient le camp et leurs officiers et se repliaient en toute hate sur Saint-Amand et Valenciennes.

Vers onze heures du matin, Dumouriez se dirigea sur Saint-Amand, pour y faire préparer un mouvement sur Orchies. Mais, à l'entrée de notre ville, non loin de la porte de Tournai, un de ses aides-de-camp vint au galop au-devant de lui et lui dit que dans la nuit le corps d'artillerie ayant appris que leur général était passé à l'ennemi, avait attelé et se disposait à partir pour Valenciennes. Vers midi, Bollemont, directeur du arc et les deux lieutenants-colonels Sougis et Boubers, don-

---

1 Mémoires de Dumouriez,

nent l'ordre de partir. 80 Pièces, 500 voitures, toute la grosse artillerie accompagnée de 700 canonniers et de 700 auxiliaires, s'ébranlent vers Valenciennes

A la nouvelle du départ de l'artillerie, les volontaires du camp de Maulde, surtout les volontaires parisiens et avant tous les autres ceux du 10e bataillon ou des amis de la Patrie, du bataillon de la commune et des Arcis se prononcent avec violence contre Dumouriez. Ils envoient des députations aux troupes de ligne. Quelques régiments hésitent: le 17e (Auvergne), le 43e (Royal-Vaisseau), le 45e (La Couronne), le 74e (Vivarais), le 89e (Royal-Suèdois), tiennent encore pour le général et manifestent ouvertement leurs sympathies : « Nous n'avons rien à craindre, Dumouriez est brave et ne nous trahira pas. »

Mais bientôt, grâce à cette fermentation patriotique, la retraite ou plutôt la débandade sur Saint-Amand et Valenciennes commence, volontaires et soldats de ligne abandonnent au camp, tentes et effets pour s'échapper plus vite.

Ce n'étaient plus les volontaires disciplinés et courageux, les vrais volontaires, ceux qui méritèrent ce titre les seuls à peu près qui valurent quelque chose. (1)

Les volontaires de 1791, comptaient dans leurs rangs un grand nombre de jeunes gens instruits, animés par un profond sentiment du devoir et par une force morale qu'ils communiquèrent à leurs camarades ; pas un général, pas un officier qui ne loue leur ardeur et leur dévoument.

Il ne faut pas les confondre avec les volontaires de 1792, qui s'enrolèrent lorsque le décret du 11 juillet déclara la patrie en danger. C'étaient disait Biron, des gens achetés par les communes et la plupart sans aveu, séduits beaucoup par la solde de quinze sous par jour et imprégnés de la doctrine jacobine, des exaltés, des fanatiques bien moins souples à la discipline que les volontaires de 1791.

C'est à la levée de 1792 qu'appartenaient les bataillons de fédérés, qu'appartenaient ces divisions de gendarmerie parisienne qui menaçaient de couper la tête aux aristocrates de Roye et qui se disaient propres à tout exiger et à tout oser (2), ces volontaires de nouvelle levée, dont parle Biron, plus

---

1 Susane. — Histoire de l'Infanterie.

2 Taine. — La Révolution.

embarassants qu'utiles, plus redoutés que désirés par les officiers généraux. (3) Pas un général, pas un représentant, qui ne blame les contingents de 1792. Dans les combats livrés en Belgique et sur le Rhin, les bataillons qui se distinguent sont les premiers qu'ait armés leur département, c'est-à-dire les bataillons créés en 1791; ceux qui se conduisent mal, sont, à peu d'exceptions près, les bataillons de 1792. Aussi les généraux s'opposèrent-ils énergiquement, en 1793, à la formation des nouveaux bataillons de volontaires.

Lorsqu'on voulut, en juillet 1793, envoyer dans la Vendée une division de 6.000 bons soldats, on forma ce détachement en prenant 57 hommes de chaque régiment de ligne et dans chaque bataillon de volontaires de 1791.

La plupart des bataillons de 1791, élurent pour chefs d'anciens soldats, des hommes dont ils connaissaient le mérite et les services passés.

Ainsi le 3e bataillon de l'Yonne fut commandé par Davout ancien officier au Royal de Champagne. Le 3e de la Meuse par Oudinot, ancien sergent au régiment de Médoc, le 1er du Nord, par Mortier, lieutenant des Carabiniers; 4e du Nord, par Guillemot, etc.

Les volontaires de 1792, au contraire, avaient élus pour chefs, les plus braillards, les plus exaltés.

Ils ne reçurent qu'une instruction militaire insuffisante, le temps leur manqua, et le temps, seul, donne les habitudes militaires.

Le contact plus prolongé des volontaires de 1791, avec les troupes de ligne, leur avait donné l'aplomb et la solidité. A la déroute de Mons, le 2e bataillon de Paris, fit rougir de leur lacheté le 5e et le 6e dragons.

Ce n'est que de la faïence bleue, disaient des émigrés par allusion à l'uniforme bleu des volontaires, la ligne avait conservé l'habit blanc; mais on avait eut l'occasion, comme disait Léger, de présenter cette faïence au premier feu pour la durcir.

Le vieux Diettmann, aidé de La Martine et de son aide-de-camp Becker, s'efforce de mettre un peu d'ordre dans cette retraite confuse et précipitée des troupes du camp de Maulde.

Il fait avancer d'abord les volontaires, la ligne, puis l'artil-

---

3 Biron à Servan.

lerie du camp et ordonne au 56e et 58e de ligne, de former l'arrière-garde.

Déjà pendant la nuit du 4 au 5 mars, Rosières, Kermovan, Davaine avaient fait lever le camp de Bruille. Le 4 avril, Rosières mandait, de son quartier général, à la cense de Forêt, aux commissaires de la Convention que presque tous ses chefs de corps avaient résolu de se rendre à Valenciennes. « Respect à la loi, ajoutait-il, mourir pour la liberté, l'égalité et la République, c'est ma profession de foi ».

Dumouriez, après avoir tenté, en vain, une dernière fois de rallier les troupes de ligne, qu'il rencontrait sur la route de Saint-Amand, se dirigea vers Lecelles et Rumegies avec une escorte composée de deux escadrons de hussards de Berchiny et de Saxe, composés d'aventuriers allemands et hongrois, de cinquante cuirassiers et d'un escadron de dragons de Bourbon.

De Rumegies, il envoya l'ordre de faire venir ses équipages et surtout le trésor de l'armée, qui contenait un million en numéraire. Ce trésor était à Fresnes, sous la garde d'un bataillon de chasseurs, commandé par Segond, qu'il avait nommé maréchal de camp. Mais les grenadiers du 47e de ligne, (Lorraine), avaient enlevé le trésor pour le conduire à Valenciennes. Ce trésor fut repris sur les glacis de Valenciennes par les dragons de Bourbon et confié par Segond à Neuilly et Langlois qui commandaient Condé. Neuilly n'osa le livrer à Dumouriez et Langlois se hâta de l'envoyer à Valenciennes.

Dumouriez sentit, enfin, que tout était fini. Il franchit la frontière, cette fois pour toujours, entraînant avec lui 458 hommes d'infanterie, 215 chasseurs à cheval et dragons de Bourbon, 209 hussards et cuirassiers. Trois lieutenants-généraux Valence, Marassé, le duc de Chartres, huit maréchaux de camp, Vouillers, Dumas de Saint-Marcel, Ruault, de Bannes, Berneron, Neuilly, Segond, Jacques Thouvenot, un colonel, Pierre Thouvenot, deux commissaires des guerres, Soliva et Beauvallon, le médecin en chef Menuret et les demoiselles Fernig. Ainsi finit ce drame militaire, dont le dénouement eut pour théâtre le Petit Château de la Fontaine-Bouillon.

C'est à Fontaine-Bouillon que Dumouriez trahit la République qu'il avait sacrée à Valmy et à Jemmapes. C'est là, qu'il finit en aventurier et en conspirateur une carrière qu'avait illustré quelques mois de gloire. Il finissait comme il avait commencé en conspirateur nomade.

Nomination du général Dampierre
au commandement en chef de l'armée du Nord.

Les représentants du peuple français, députés de la Convention à l'armée du Nord; — Vu la trahison de Dumouriez;

Considérant que l'armée du Nord ne peut rester sans chef, arrête: — Le général de division Dampierre est appelé provisoirement au commandement en chef de l'armée du Nord, en remplacement de Dumouriez, devenu traître à la patrie.

En conséquence, etc.

Valenciennes, le 5 avril 1793.

Signé: *Lequinio, Bellegarde, Cochon* (Charles), *Courtois, Briez* et *Dubois-Dubois.*

Le général Dampierre fut chargé de rallier sous les murs de Bouchain, toutes les troupes débandées qui avaient abandonné aux camps de Maulde et de Bruille, tous leurs effets de campement.

Le 7 avril 1793, les autrichiens s'avancent sur Condé, occupent Fresnes, Odomez, et toute la lisière de la forêt de Raismes et de Saint-Amand, jusqu'à la Fontaine-Bouillon, et interceptent toutes les communications entre Condé et Valenciennes,

Le 8, le baron de Knosbeldorf, lieutenant-général de sa majesté prussienne, commandant en chef d'un corps d'armée, propriétaire d'un régiment d'infanterie, chevalier des ordres de l'aigle noir et rouge etc., à la tête de deux mille coalisés, fait son entrée dans notre ville, qu'il devait occuper jusqu'au 8 juillet 1794. Il reconstitue avec les bourgeois émigrés, l'ancien magistrat, réquisitionne chevaux, voitures, pour le transport des vivres et cinquante ouvriers munis de pioches, de haches et de pelles pour établir des redoutes, aux Monts-des-Bruyères, Triqué, Beaufaux, Common, au Moulin-des-Loups et à Notre-Dame-d'Amour. Les retranchements qui ont été creusés à cette époque sont encore visibles dans la forêt. Fauquez, le célèbre faïencier et ses échevins Dehors, Massart, et Druon de Sassigny chargèrent le chirurgien Pierre-Joseph Goudemant de la direction de l'hôpital de Fontaine-Bouillon.

Dès le 12, cet hôpital recevait des blessés du siège de Condé. Pendant plus d'un an il fut encombré de coalisés blessés ou malades.

Le 18, le général Lamarche essaie de rétablir les communications avec Condé. Les postes retranchés dans la forêt de Raismes et de Vicoigne commencent à attaquer, dès quatre heures du matin, sous la conduite du général Laroque, les ennemis, retranchés à Notre-Dame-d'Amour et au Mont-de-Common et repoussent les Autrichiens jusque dans le Moulin-des-Loups et le Mont-des-Bruyères.

Le feu, dit le général Dampierre, dans une lettre à la Convention, a duré, dans le bois, depuis quatre heures du matin jusqu'à huit heures du soir, et il a été dans beaucoup de moments aussi fort qu'à la bataille de Nerwinde. »

Le 15 avril, un régiment de dragons autrichiens enlève et sabre un poste du 19ᵉ chasseur à pied, campé dans la forêt de Raismes et fait prisonnier le lieutenant-colonel.

Le 1ᵉʳ mai, le général Kilmaine attaque l'ennemi qui est fortement retranché dans la forêt de Raismes, pendant que le général Lamorlière qui s'était porté le 30, en avant d'Orchies, avec les troupes du camp de la Madeleine, des garnisons de Lille, de Douai et d'Hasnon, simule une attaque sur Saint-Amand et le camp de Maulde. Mais le général Kilmaine, ne peut déloger l'ennemi des bois de Raismes et de Saint-Amand, il ne peut s'y avancer que de 500 toises, en éprouvant de grandes pertes. « Les chasseurs belges de la Nation du Nord et des Quatre Nations, qui ont eu 47 officiers blessés et tués, le bataillon des grenadiers de la Côte-d'Or, les 19ᵉ et 1ᵉʳ régiments d'infanterie s'y sont particulièrement distingués et ont beaucoup souffert. Mais les recrues des bataillons de Paris et des fédérés qui se trouvaient pour la première fois au feu et sous les batteries, ont été étonnés et ont reculés. Le bataillon de Vervaine, aux grenadiers près, qui sont très braves, nous a fait beaucoup de tort, les officiers ont été les premiers à se retirer ». (1)

Les Français, sentant l'urgente nécessité de secourir promptement la place de Condé, assaillent de nouveau l'ennemi fortement retranché dans les bois de Raismes et de Saint-Amand; pendant que le général Lamorlière attaque l'ennemi dans la direction du Nouveau-Jeu et de Lecelles et que ses tirailleurs font le coup de feu jusque dans le camp de Maulde.

Le général de brigade Dépourchés, dont les avant-postes étaient retranchés au *Dieu de Gibelot* et au Rond de Vicoigne, débusque, à sept heures du matin, l'ennemi, de l'abbaye de Vicoigne et des retranchements de la forêt de Saint-Amand, qui étaient défendus par des batteries du calibre 17.

« Dépourchés s'est établi ensuite sur la plate-forme de l'abbaye de Vicoigne où il s'est retranché; il s'y est battu, avec un feu très vif, depuis sept heures un quart du matin, jusqu'à neuf heures du soir..... Cet officier général a fait tous ses efforts pour appuyer son aile droite au flanc gauche du général Hédouville, qui attaquait en même temps Raismes, mais jamais il n'a pu y réussir que par quelques tirailleurs.

Les ennemis paraissent avoir perdu beaucoup de monde, mais nous avons eu quelques braves gens tués.

Cette division a bivouaqué dans le bois de Saint-Amand en conservant sa position et doit le matin continuer son attaque, qui ne peut se faire avec avantage qu'autant qu'elle réunira sa droite avec la division chargée de débusquer l'ennemi du bois de Raismes. » (2)

Les troupes du général Dépourchés continuèrent leurs attaques dans les bois de Saint-Amand et de Vicoigne jusqu'au 10.

Malheureusement, le général Dampierre eut, pendant la journée du 8, la cuisse fracassée par un boulet, et les troupes sous le commandement provisoire du général Lamarche se retirèrent sur Anzin, Valenciennes et le camp de Famars. Dès lors le succès ne pouvait plus répondre aux efforts que déployaient la valeur et l'impétuosité de nos braves soldats

1 Lettre du général Kilmaine au général Dampierre.

2 Rapport du général de division Lamorlière aux représéntants du Nord.

défendant le bois de Vicoigne. L'ennemi qui sentait la nécessité de posséder les positions stratégiques d'Anzin, de Famars et des forêts de Saint-Amand, de Raismes et de Vicoigne, pour pousser avec succès les sièges de Valenciennes et de Condé, attaqua, le 23 mai, toute la ligne française, qui s'étendait d'Orchies à Maubeuge. L'armée du prince de Cobourg, à laquelle s'étaient réunis les Anglais et les Hanovriens, fut chargée de l'attaque du camp de Famars, les Hollandais de celle de Mouchin et d'Orchies, les Prussiens de celle d'Hasnon et le corps de réserve, commandé par le comte de Clairfayt, fut destiné à forcer les retranchements d'Aubry. Le 24 mai, les Prussiens de Clairfayt entraient à Hasnon. Ils y restèrent jusqu'au 18 juillet.

Les soldats ennemis blessés à la bataille de Vicoigne furent ramenés à Saint-Amand et à Fontaine-Bouillon, comme nous le prouve le paiement par le Magistrat des voituriers réquisitionnés pour ce transport. Les Français blessés dans cette rencontre furent dirigés sur Valenciennes, Orchies et Douai.

Parmi les blessés que transportèrent les habitants d'Hasnon à Douai, se trouvait un général anglais, un jeune homme de vingt-six ans, un Brunswick, parent de la famille royale d'Angleterre, qui avait eu les deux bras emportés à l'affaire du Rond de Vicoigne.

Le 10 juillet, nos concitoyens n'entendirent plus les coups de canons de Condé, le 28 juillet ceux des pièces d'artillerie de Valenciennes. Ces deux places furent forcées, la première par la famine, la seconde par l'incendie, d'ouvrir leurs portes aux Autrichiens, après une défense glorieuse.

Après la défaite du duc d'York à Tourcoing-Roubaix, 29 floréal, (18 mai 1794), Knobsdorff, transporta son quartier général de Saint-Amand à Cysoing. Il ne laissa dans notre ville que 800 hommes, sous le commandement du major Brown.

Le 15 messidor, (3 juillet 1794), les Anglais et les Hanovriens se hâtent d'évacuer Saint-Amand.

L'armée du général Pichegru, après avoir rejeté les Anglais et les Hollandais dans le Brabant hollandais, à la suite des prises d'Ypres, de Bruges et d'Ostende, (12 messidor), fait, le 27 messidor, sa jonction à Bruxelles, avec l'armée du généra

Jourdan, qui avait battu Cobourg à Fleurus, (8 messidor), et force ainsi les Autrichiens à repasser la Meuse.

Mais des garnisons ennemies occupent encore Landrecies, Le Quesnoy, Valenciennes et Condé. Après Fleurus on avait bloqué ces places qu'avec une extrême lenteur. Ce qui avait permis à l'ennemi de ravager les campagnes et de faire entrer dans les murs de ces places, des bestiaux, des grains, des fourrages en quantité suffisante pour soutenir un siège de sept à huit mois.

Le Comité de Salut public frappa de terreur les garnisons de ces quatre villes, en faisant rendre, le 16 messidor, par la Convention, le décret suivant: « Toutes les troupes des des tyrans coalisés, renfermées dans les places du territoire français, envahies par l'ennemi sur la frontière du Nord, et qui ne se seront pas rendues à discrétion, vingt-quatre heures après la sommation qui leur en sera faite, ne seront admises à aucune capitulation et seront passées au fil de l'épée. »

La division Scherer n'eut pour ainsi dire qu'à se présenter pour obtenir les capitulations de Landrecies, (29 messidor), du Quesnoy, (28 thermidor), de Valencienes, (10 fructidor), de Condé, (13 fructidor).

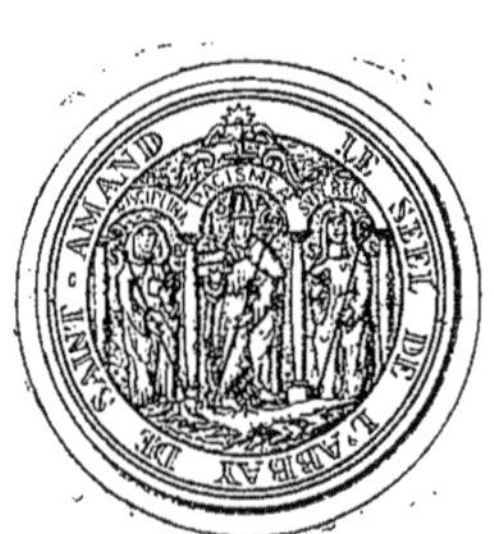

Scel de l'abbaye de Saint-Amand.

L'Établissement de Fontaine-Bouillon
devient municipal

Notre établissement thermal, après avoir rendu surtout de grands services aux malades et blessés des armées ennemies, passa sous l'administration de la municipalité et du conseil général de la commune de Saint-Amand, installés le 10 thermidor an III, (29 juillet 1794), et qui se composaient ainsi :

Le Blanc, maire.

Hemel Desmon, Barbieux-Josson, Bouchart fils, Duchateau père, Davaine, dit *Pierre des Princes*, Mathieu Dubois-Bonnet, Morival, Nicole, salineur, officiers municipaux.

Dubois Durabo, procureur de la commune.

Louis Dubois, ancien commandant, Plugin, laboureur, Jean-Baptiste Chotteau, Berteaux, Alexandre Beaurepaire, Bailleul, maître de la Poste, Dutrieux, Jean-Baptiste Wibaut, Naveteur, notaire, Deroo, Martin-Couteau, Louis Bauduin, Jean-Baptiste Lenne, Jean Devisme, Jacques Salembiez, Pierre Deshaye, Louis Dufresnoy, Dubois Pierre, notables.

Breucq, secrétaire.

Mais en exécution de la loi des 5 jours complémentaires an III, portant que pères, fils, frères, oncles, neveux et époux d'émigrés doivent cesser toutes fonctions administratives, les citoyens : Hemel Desmons, Barbieux-Josson, Mathieu Dubois, Pierre Bouchart, remettent leurs écharpes. Leurs collègues déclarent, dans la séance du 6 vendémiaire an IV, « que les citoyens Mathieu Dubois, Hemel Desmons et Barbieux-Josson ont rempli leurs fonctions municipales avec zèle, habileté et ont toujours fait preuve de vertus de vrais républicains. »

Ils refusent d'accepter la démission de Pierre Bouchart « parce que, sa dame est décédée et qu'il était le beau-frère de Rosalie Garçon, émigrée. Sa femme est décédée avant la Révolution, de plus, Pierre Bouchart, rend de grands services. »

Ce dernier persista dans sa résolution, car nous voyons

qu'ils sont remplacés tous les quatre par Jean-Baptiste Chotteau, Beaurepaire, Deshaye et Madoux-Dupire.

Le 29 décembre 1794, notre établissement thermal prend le nom d'Établissement thermal d'*Elnon libre*, nouveau nom de notre cité.

« Ce aujourd'hui 8 nivose l'an III de la République française une et indivisible, nous membres composant le conseil général de la commune générale de Saint-Amand, réunis dans le lieu ordinaire de nos séances.

Considérant que le nom de notre ville, Saint-Amand est un nom féodal, qu'elle ne porte que depuis que les moines sont venus s'installer dans notre commune et que son nom primitif était Elnon, avons délibéré de lui choisir le nom d'*Elnon libre* à cause des différentes invasions des esclaves.

Ont signé : Leblanc, Barbieux-Josson, Midavaine, Couteau, Copin, Jacques Davaine, C. Bouchart, Berteaux, Lenglet-Dubois.

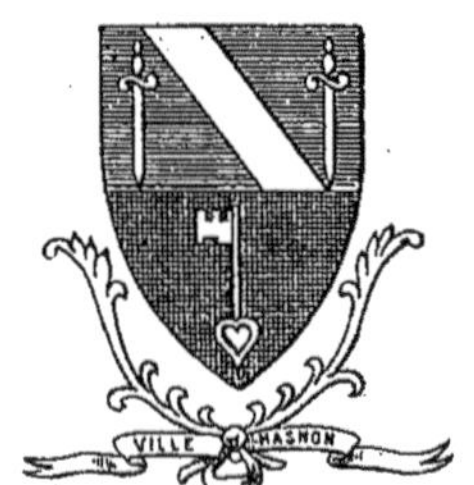

Armes de la commuue d'Hasnon.

L'établissement thermal sous le Directoire, le Consultat et l'Empire.

Le premier florial (2 avril 1796) la municipalité fait établir le devis des réparations à faire aux Fontaines et Boues de Saint-Amand.

Mais, avant de restaurer notre établissement thermal, les administrateurs de la commune avaient décidé, dans la séance du 6 floréal an IV, de le louer pour un an.

Le 29 germinal an V, (19 avril 1797), la municipalité fait encore établir un devis des réparations, qui furent exécutées par Dubois-Sterlin. Les comptes de la ville, nous apprennent qu'il toucha pour ces travaux une somme de 7,315 livres.

Mais tous les arrangements ne furent terminées qu'en l'an VII. Le 4 thermidor, (23 juillet 1797), de cette année, le citoyen Gillet, architecte à Valenciennes fut chargé de toiser les ouvrages exécutés. Le 16 fructidor, la municipalité procéda à la vérification des ouvrages faits.

Le 3 floréal une demande de location de l'établissement thermal n'est pas prise en considération.

Le 15 floréal an VI, lecture est faite à l'assemblée municipale d'une adresse de l'administration centrale du département du Nord, en date du 8 florial, annonçant aux habitants du Nord que l'hôpital des Boues de Saint-Amand est rétabli sur le pied où il était avant l'invasion de l'ennemi.

Le 8 vendémiaire an VI, (30 septembre 1797), les Eaux et Boues ne sont pas encore affermées, car le citoyen Navelly expose dans une séance de ce jour « qu'il vient de provoquer près du citoyen Petit, la location du batiment de la Fontaine-Bouillon et qu'en attendant, il avait posé le citoyen Broutin, en qualité de gardien. » Ce qui est accepté. L'assemblée nomme ensuite le citoyen Fourmestraux, commissaire chargé de dresser « l'inventaire général de tous les ustensiles nécessaires à l'administration des Eaux, Boues et Douches, qui devra avoir lieu ce aujourd'hui, à 2 heures de relevée. »

L'établissement est enfin loué en décembre 1798 au sieur Renaudin, pour la somme annuelle de 6,525 livres. Car il adresse le 17 frimaire an VII, (8 décembre 1798), une pétition aux administrateurs de la commune pour obtenir une réduction du prix de son fermage, « parce que les réparations n'étaient pas terminées à l'ouverture des Eaux, que celles terminées l'étaient si mal, qu'il a dû dépenser considérablement pour rendre l'établissement en bon état, ce qui fut cause qu'il y eût très peu de monde cette campagne, parce qu'il n'était point possible d'habiter les logements, à cause de l'odeur *méphitique* de la chaux nouvellement employée ; et qu'il a été, vu l'insuffisance des bâtiments de l'hôpital militaire, obligé de loger gratuitement les militaires. »

Il y avait alors à Fontaine-Bouillon deux administrations bien différentes, les Eaux et les Boues relevaient de l'administration municipale, l'hôpital militaire de l'administration militaire. Cet hôpital contenait des blessés et des malades pendant toute l'année, et notre municipalité supportait assez souvent les frais de transport des soldats.

« Le conseil général de la commune considérant qu'il est de notoriété publique, que réellement les réparations n'étaient pas terminées à l'ouverture des Eaux, que tous les objets servant à l'établissement étaient si mal réparés et confectionnés avec des matières si faibles et si impropres, qu'il s'en trouvait une grande partie dont on ne pouvait faire usage, que ces faits ont été reconnus et vérifiés, le 20 prairial an VI, par l'administration centrale, lorsqu'elle fit une descente aux Eaux pour s'assurer de la situation et des réparations.....

« Considérant que l'exposant a été obligé de rendre praticables des quartiers auxquels l'entrepreneur Chaution Henri, émigré, n'avait point encore touché n'ont plus que ses consorts.

« Considérant encore, qu'il est de toute vérité, que le pétitionnaire a eu fort peu de monde pendant cette campagne, qu'il est notoire et reconnu, par les anciens baux, que dans le temps où cet établissement était le plus fréquenté, où il *y affluait de toutes parts une quantité considérable d'étrangers,* que les circonstances actuelles ne leur permettent plus de s'y rendre, le rendage annuel, outre qu'il s'y trouvait encore plusieurs parties de terre, actuellement distraites, ne s'élevait qu'à 3,400 livres.

«Considérant que l'intention du gouvernement est de rendre à cet établissement célèbre, où tant de personnes attaquées de maladies graves et dangereuses viennent chercher guérison, toute la célébrité et la splendeur dont il jouissait avant la Révolution ; que si le pétitionnaire était obligé d'en payer un loyer annuel de la somme de 6,525 livres, il se trouverait infiniment lésé et dans l'impossibilité de continuer son exploitation, que si cet établissemement venait à être abandonné de nouveau il surviendrait infailliblement encore des dégradations considérables, qui ne pourraient être que très préjudiciables au trésor public, que pour parer à ces inconvénients, il importe de concilier les intérêts de la République avec ceux du pétitionnaire, ouï le commissaire du directoire exécutif et vu les observations du receveur du domaine national, sommes d'avis que l'exposant obtienne une indemnité pour cette année et que pour les années suivantes le prix soit réglé d'après les anciens baux à 3,400 livres. »

Comme le locataire n'habitait la Fontaine-Bouillon que pendant la saison des bains, les maraudeurs en profitaient pour piller l'établissement, malgré les stations et patrouilles de la garde nationale. La municipalité est obligée d'y placer un concierge au traitement de 100 livres.

Dans la nuit du 17 au 18 brumaire an IX, (10 au 11 novembre 1799), la nuit qui précéda le fameux ouragan du 18 brumaire, l'établissement thermal, ou plus exactement l'hôtel, fut incendié.

Le premier frimaire, le préfet du département du Nord prie le maire de Saint-Amand de nommer un commissaire qui sera chargée de faire un devis estimatif des réparations à faire.

Le 26 nivôse an X, sur le rapport de Dieudonné préfet du Nord, le ministre de l'intérieur fait dresser les plans, devis et avant-projets, relatifs aux constructions et réparations à faire à l'établissement thermal de Saint-Amand.

Les différents locataires de cet établissement, depuis la fuite des moines de l'abbaye de Saint-Amand, n'avaient fait aucune amélioration et les sommes considérables employées par la République en réparations, n'avaient pu empêcher, dit le préfet du Nord, en l'an XI, l'établissement thermal d'arriver à un degré de dépérissement très affligeant. Renaudin payait alors pour fermage des Eaux et Boues 3,700 francs.

Le 10 brumaire an X, (3 novembre 1801), les gardes nationaux se plaignent des stations et patrouilles qu'ils sont obligés de faire dans les hameaux et notamment aux alentours des Eaux et Boues de Fontaine-Bouillon.

La municipalité fait droit à leur demande, car elle adjoint au concierge de cet établissement deux gardes nationaux. De plus, elle fait dresser un inventaire de tous les objets appartenant à cet établissement et ceux appartenant au fermier Renaudin.

En l'an XII, à côté de l'hôpital militaire qui pouvait contenir deux cents lits, était l'hôpital civil où il y avait trente-six lits, dont dix-huit pour les pauvres de Saint-Amand et dix-huit pour le reste de la France, et la chapelle. En l'an XII, l'hôpital civil donna asile à vingt-quatre malades pauvres.

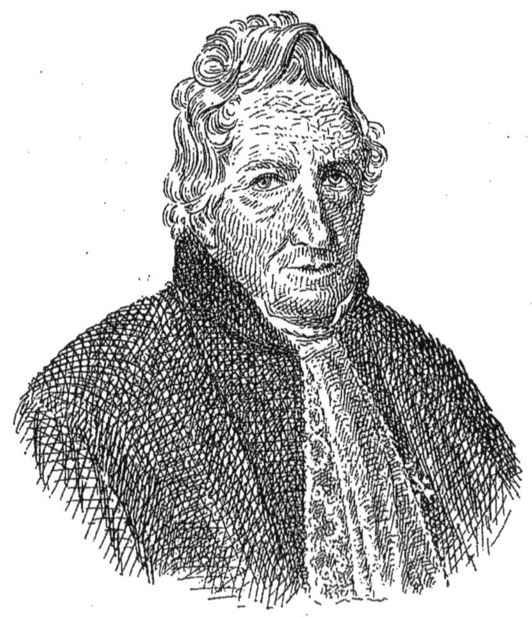

Mathieu Dumoulin, président du District, obtint en 1795 que la Tour fut préservée de la démolition.
D'après un tableau de l'Hôtel-de-Ville de Saint-Amand.

Louis Bonaparte et sa femme
Hortense de Beauharnais à Fontaine-Bouillon.
Couronnement d'une Rosière

———

L'ouverture de la saison des Eaux et Boues minérales eut lieu, en l'an XIII, le 1er messidor.

Louis Bonaparte, qui fut l'année suivante, 5 juin 1806, roi de Hollande, vint aux Eaux de Saint-Amand le 17 messidor (6 juillet 1805) accompagné de sa femme Eugénie-Hortense de Beauharnais, fille de l'impératrice Joséphine, et de son fils Charles-Louis-Napoléon Bonaparte, qui devait mourir du croup en 1807. Son second fils Louis, qui fut plus tard Napoléon III, naquit le 20 avril 1808.

Les Amandinois firent une réception éclatante à ces illustres hôtes. Les bruyantes détonations des douze campes de l'abbaye, la voix grave de la belle Amanda et les joyeux sons du carillon annoncèrent, le 6 juillet 1805, vers deux heures de l'après-midi, l'arrivée du prince Louis Bonaparte à Fontaine-Bouillon.

S. A. I. qui avait reçu l'hospitalité au château du comte de Cernay, à Raismes, vint après avoir traversé toute la forêt de Raismes-Saint-Amand, s'installer au Petit-Château, propriété de son hôte.

Le Petit Château, qui fut du 1er au 5 avril 1793 le quartier général de l'armée du Nord, appartenait dans ces derniers temps à M. Henry Chotteau qui avait fait placer au-dessus de l'entrée principale les inscriptions suivantes :

QUARTIER GÉNÉRAL DE L'ARMÉE DU NORD
EN 1793.

—

LOUIS NAPOLÉON, ROI DE HOLLANDE
ET LA REINE HORTENSE
ILLUSTRÈRENT CETTE HABITATION,
PAR LEUR SÉJOUR EN 1805
CETTE PIERRE FUT PLACÉE SOUS LE RÈGNE
DE NAPOLÉON III.
M. WALLON ÉTANT PRÉFET DU NORD
ET M. MORLIÈRE SOUS-PRÉFET
DE VALENCIENNES.

Du Petit-Château des comtes de Cernay, ainsi appelé par opposition au grand château féodal de Raismes, il ne reste plus qu'une aile, le reste a été démoli par des spéculateurs qui voulaient y établir un établissement thermal.

Le Prince était venu prendre les Eaux et les Boues de Fontaine-Bouillon sur les conseils de son médecin particulier, Cerisier. Il y fut guéri, en une seule saison, d'une paralysie atrophique du membre gauche.

Il faut dire que dès le lendemain de son arrivée, il se soumit journellement au régime bienfaisant des Eaux et des Boues.

On avait établi dans la prairie dite *de l'hôpital*, pour le service du prince une cabine et un casier à boues.

La suite de leurs altesses impériales se composait :

De Mgr d'Osmond, évêque aumonier,

De Mme de Viry dame d'honneur.

De Mmes de Boubers, de Mollien, de Villeneuve, de Lery, dames pour accompagner.

De MM. d'Argusson, premier chambellan ; de Villeneuve, chambellan ordinaire ; le colonel Caulaincourt 1er écuyer ; de Turgot, écuyer calvacadour de la princesse ; Desprez, secrédes commandements ; d'Alichaut-Sénegra, intendant ; Reguideau notaire, Leroux, médecin ordinaire ; Assaligny, chirurgien ; Dufau, pharmacien ; et le fidèle Marchand, qui fut plus tard valet de chambre de Napoléon 1er. Marchand qui était issu d'une famille d'honnêtes cultivateurs de Bernissart, près de Condé, suivit l'Empereur à Ste-Hélène.

Le prince avait aussi à son service un superbe noir abyssin, qu'il avait ramené de la campagne d'Egypte et qui faisait l'admiration des Croisettiers, (c'est-à-dire des habitants du hameau de la Croisette à l'extrémité duquel se trouve les thermes de Saint-Amand).

Pour amuser le prince, la princesse et leur suite nombreuse, la troupe du théâtre de Valenciennes, sous la direction de M. Poutrain, venait trois fois par semaine, donner des représentations dans les salons de l'établissement. Les musiques militaires de Condé, Valenciennes et Tournay faisaient entendre dans le parc, les plus beaux morceaux de leur répertoire, Le Prince y passait aussi en revue les troupes qui formaient les garnisons de ces places fortes.

Une trentaine de chevaux d'attelage et vingt-cinq chevaux de selle permettaient d'organiser de brillantes promenades.

Son Altesse Impériale affectionnait beaucoup les excursions dans les magnifiques forêts de Raismes et de Saint-Amand.

La fête du 15 août 1805, fut célébrée à l'établissement thermal avec une grande solennité par le couronnement d'une rosière et par un tir à l'arc.

Un décret impérial du 18 prairial an XII, (3 juin 1804), avait autorisé le ministre de l'intérieur à ordonnancer et le ministre du trésor public à faire payer sur les fonds de l'exercice de l'an XIII, une somme de 277800 francs pour la dotation d'une fille pauvre et honnête à marier par chaque arrondissement communal et par chaque municipalité de Paris, Lyon, Marseille et Bordeaux.

C'est le général de division Lesenecal, préfet du département d'Indre-et-Loire, qui donna sans doute à Napoléon 1er, l'idée de faire fêter l'anniversaire de la proclamation de l'Empire, (18 mai 1804), par le couronnement de rosières. Car le 10 prairial an XII, (31 mai 1804), ce préfet demande à l'Empereur l'autorisation de proclamer tous les ans, à l'anniversaire de la proclamation de l'Empire, comme rosière impériale, une jeune fille reconnue par ses mœurs et ses qualités digne de cet honneur. Le général Buffet appuie la demande de ces considérations : « que des feux de joie, des feux d'artifice, des jeux de courses, des illuminations, des danses publiques, expressions vulgaires du contentement des peuples, n'ayant que la durée d'un jour et ne laissant après elles, le souvenir d'aucun bien qu'elles aient opéré, sont moins propres à donner une véritable idée de la satisfaction que ressent le département de l'élévation du premier consul à la dignité impériale, qu'un acte annuel de bienfaisance, destiné à rappeler perpétuellement et à marquer par une solennité touchante et utile, le jour auquel les Français ont confié à sa famille les destinées de l'Empire. »

Un décret du 2 messidor an XIII, (24 juin 1804), autorisa le couronnement d'une rosière dans la ville de Tours, le 18 mai de chaque année.

Une souscription populaire permit de recueillir immédiatement un capital, dont la rente 800 francs servit de dot à la rosière, qui devait être âgée de vingt-et-un ans.

Dans la séance du 9 thermidor an XIII, (29 juillet 1805), M. Waché, maire, fait connaître à MM. les adjoints, juge de paix, curé et membres du Comité de Bienfaisance, réunis sous sa présidence, que S. A. I. le prince Louis, par une affection toute particulière pour les habitants de cette ville, se propose de marier et doter le jour, de la fête du 15 août prochain, une fille de bonne mœurs et d'une conduite irréprochable et exemplaire, qui veuille bien épouser un militaire de cette ville, porteur d'un congé honorable en bonne et due forme, et que le choix, qui doit être fait dans la classe laborieuse et peu fortunée, lui est confié.

« L'assemblée se livrant aux honorables fonctions qui lui sont confiées et considérant qu'Angélique-Joseph Dufresne, fileuse, âgée de vingt-trois ans, domiciliée en cette ville, fille de défunts François et de Marie-Joseph Moulin, réunit toutes les qualités requises, déclare à l'unanimité la proposer pour rosière.

La dité Dufresne étant comparue, a déclaré proposer pour son époux Louis-Jacques-Joseph Quesnoy, fils de feu Jacques-Joseph Quesnoy et de Marie-Anne Sénéchal, messager de la sous-préfecture, ex-militaire.

Lequel, après inspection de ses papiers et eu égard à la bonne conduite qui a toujours tenue, a été jugé digne des bontés de S. A. I.

L'assemblée avant de se séparer a fait dresser le présent procès-verbal des opérations, priant M. le Maire d'en remettre une expédition à S. A. I. et de lui adresser ses hommages respectueux. »

Ont signé: Waché, maire, Lacour Guiton, Huré, curé de Saint-Amand, Mathieu Dubois, Henri Van Looy, Dubiez-Dussart, Dubois-Lelong, Placide Druon, Mériau.

On voit que la rosière, qui fut couronnée par la princesse Hortense, ne fut pas comme on le croit généralement, Amélie Loubert, mais bien Angélique-Joseph Dufresnes, âgée de vingt-trois ans, fileuse. Elle fut conduite au Petit-Château, le dimanche, avant la Saint Napoléon, entourée de la Municipalité, du curé et de tous les fonctionnaires de la ville, précédée de la musique municipale et escortée de jeunes écuyers, recrutés surtout parmi les fils des fermiers de Cubray, de la Croisette et du Moulin-des-Loups. Là, elle fut présentée en grande cérémonie à leurs Altesses Impériales par l'aumonier, Mgr d'Osmond, deux dames d'honneur et deux chambellans.

La princesse après avoir félicité Angélique-Joseph Dufresne, lui posa sur le front la couronne de roses blanches traditionnelle. Le prince remit à la rosière une somme de mille francs. La princesse paya en outre la toilette de noce.

Le 26 thermidor, an XIII, (14 août 1805), à huit heures du matin, fut annoncée au son des cloches et du carillon, la fête du couronnement de la Rosière, dotée par le prince et la princesse Louis Bonaparte. Le lendemain matin, à huit heures, une députation des membres du jury qui avait choisi la Rosière, se rendit chez elle, accompagnée par la musique et une grande foule de curieux, pour la conduire avec son futur époux à la Mairie.

Le maire Waché, entouré de Pierre Nicole, et Pierre Bouchart-Moseux, adjoints; Louis Dubois, juge-de-paix; Henry Huré, curé; Mathieu Dubois, François Lelong, Placide Druon, François Dubois, Henri Vanloy, membres du comité de bienfaisance, Théodore Mériau, receveur, et de leurs épouses, sœurs ou demoiselles, les reçut à l'Hôtel-de-Ville, dans le grand salon où il donna lecture du procès-verbal de l'élection, présenta une rose à la Rosière, qui était vêtue de blanc, avec une ceinture en ruban bleu céleste et procéda au mariage.

Ensuite le cortège, précédé de trois enfants; un garçon présentant ostensiblement le congé absolu du futur époux, deux demoiselles portant, l'une une couronne de roses, l'autre la bague de mariage, se rendit à l'église. La bénédiction nuptiale terminée, le maire posa la couronne de roses sur la tête de la rosière et le cortège retourna à l'Hôtel-de-Ville. De là une députation nombreuse du cortège accompagna les époux jusque chez eux.

Vers onze heures, le son des cloches et du carillon et le bruit des boîtes à feu annoncèrent le *Te Deum*, qui allait être chanté en l'église paroissiale de la ville, en commémoration de la naissance de l'empereur Napoléon Ier et de la signature du Concordat.

L'après-midi, un tir à l'arc eut lieu dans la prairie de l'établissement thermal, dite, aujourd'hui, du tir à l'arc.

La fête se termina par une brillante illumination générale des monuments de la ville et des maisons particulières. Beaucoup de sociétés prirent part au tir à l'arc.

Le premier prix consistant en une médaille d'or frappée à l'Hôtel-des-Monnaies à Paris, en commémoration de la solennité du jour, fut gagné par Louis André.

Une autre médaille représentait le second prix.

La princesse avait offert pour le 3e prix de belles boucles en or pour souliers. Elles furent gagnées par Breucq, ancien prêtre assermenté, greffier et receveur municipal des hospices.

Les autres prix furent remportés par des archers des sociétés de Fresnes, de Condé et de Mortagne.

Le soir, un magnifique feu d'artifice fut tiré dans la cour du Petit-Château. La princesse alluma la première pièce. Mais une fusée mal fixée et dirigée, vient éclater dans le salon et mettre le feu au châle que la princesse avait jeté sur une robe en soie verte; heureusement le feu fut vite éteint grâce au sang froid de la princesse.

Le 25 août 1805, on annonce le soir, au son du tambour « qu'hier le Conseil s'est rendu chez S. A. I. le prince Louis, pour le complimenter au nom des habitants de cette ville à l'occasion du jour de sa fête.

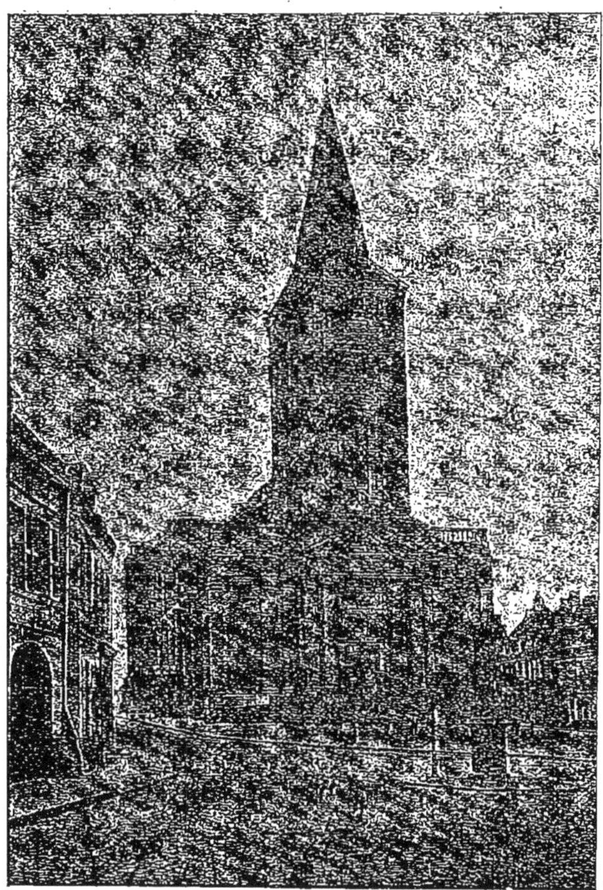

Eglise paroissiale de Saint-Amand.

« Aujourd'hui dimanche, Saint Louis, à 10 heures messe suivie de *Te Deum* pour implorer le ciel pour la conservation des jours précieux et le rétablissement de la santé du Prince.

« Après-midi, vers trois heures, bal public et gratuit dans la grande avenue de la Fontaine. Nous vous invitons à vous y rendre et nous engageons ceux que ce genre de plaisir peut

De nombreux actes de bienfaisance ont marqué dans la mémoire des habitants de Saint-Amand et surtout dans celle des habitants des hameaux de la Croisette, de Cubray et du Mont-des-Bruyères, le séjour de la princesse Hortense.

Souvent la princesse impériale se rendait elle-même chez les malheureux que la maladie retenait dans leur lit; elle y envoyait le médecin attaché à sa maison, et ses visites étaient toujours accompagnées de secours abondants. Le maire de Raismes en reçut mille francs pour être distribués aux pauvres de la commune. Le curé de Saint-Amand et ceux des environs ont de même reçu des sommes importantes, pour les indigents de leurs paroisses.

Les chefs d'une quinzaine de familles de la Croisette avaient été poursuivis et condamnés pour des délits forestiers ; ils allaient être emprisonnés faute de pouvoir payer les amendes ; la princesse les acquitta pour eux. Le jour de son départ, elle fit remettre au maire de Saint-Amand, une somme de mille francs, pour être distribuée « à une soixantaine de familles vertueuses, mais indigentes. »

La princesse partit, le 16 août, à 5 heures du matin, de l'établissement thermal pour se rendre à Montreuil, par Douai et Arras.

A leur départ, toute la vaisselle qui avait servi à la maison du Prince, fut distribuée aux ménages les plus nécessiteux de la Croisette.

Aussi, l'avènement de ce prince au trône de Hollande, (5 juin 1806), fut-il à Saint-Amand, l'occasion de grandes réjouissances publiques.

Le 8 juin 1806, la municipalité fit publier, au son du tambour, de la grosse cloche et du carillon, dans toutes les rues de la ville, « que pour témoigner votre reconnaissance à leurs majestés le roi et la reine de Hollande, qui ont bien voulu, pendant leur séjour, se déclarer vos protecteurs, et les remercier de tous leurs bienfaits qu'ils ont répandus parmi nous, particulièrement dans la classe indigente, nous croyons aller au-devant de vos vœux en vous proposant de fêter leur avènement au trône de Hollande par une illumination générale dans toute la ville et un bal public à l'Hôtel-de-Ville, dont l'entrée sera au profit des pauvres. »

Les Amandinois voulant perpétuer le souvenir du séjour de leurs altesses impériales à Saint-Amand érigèrent au Clos, à l'extrémité de la rue impériale (aujourd'hui rue Nationale) une colonne en pierre. Cette colonne était surmontée d'un aigle qui fut cassé en 1815 et remplacé par une fleur de lys. Cette colonne a été enlevée en 1879, lors du percement de la rue Mathieu Dumoulin.

Le couronnement d'une rosière à Fontaine-Bouillon fut suivi, pendant les années 1807, 1809, 1810, 1811 et 1813, de de plusieurs autres fêtes du même genre. Cette cérémonie avait ordinairement lieu le premier dimanche de décembre, pour célébrer l'anniversaire du couronnement de l'Empereur et de la bataille d'Austerlitz, (2 décembre 1804 et 2 décembre 1805).

La fête était annoncée par les détonations des *campes* et les sons de la grosse cloche et du carillon. A huit heures du matin, la garde nationale, la musique et toutes les autorités constituées se réunissaient à l'Hôtel-de-Ville; à 9 heures, une députation de la municipalité et la musique se rendaient au domicile de la rosière. Puis la rosière et l'époux qu'elle avait choisi parmi les anciens militaires de Saint-Amand, (car elle ne pouvait épouser qu'un ancien militaire domicilié dans la commune et porteur d'un congé honorable en bonne et due forme), étaient conduits à la Mairie, où l'on procédait publiquement et avec une grande solennité à la célébration de leur mariage. Vers dix heures et demie les mariés et toutes les autorités se rendaient à l'église paroissiale, où, après la bénédiction nuptiale, on chantait un *Te Deum*. La fête se continuait l'après-midi par des jeux publics, des illuminations et par un bal, dans les salons de l'Hôtel-de-Ville. Ce bal qui commençait à cinq heures et se terminait à dix heures, « était réservé aux fonctionnaires publics et aux dames invitées »,

La dot de la rosière était de six cents francs plus cinquante francs pour le trousseau.

La rosière de 1806 fut Mlle Marie-Anne-Louise Loubert, fileuse, âgée de trente-et-un ans, fille majeure de feu Jean-Baptiste Loubert et de Marie-Madeleine Marin. Elle épousa Jean-Baptiste-Joseph Lecœuvre, journalier âgé de trente-et-un ans, fils majeur de feus Philippe-Joseph Lecœuvre et de Marie-

·Catherine Basiez. Leur mariage fut célébré devant l'adjoint Pierre Bouchart-Museux ; les témoins furent Pierre Pelez, laboureur, domicilié à Hasnon, Louis Pique, boulanger, Louis Durieux, tisserand, Hubert Desilve, cabaretier.

Mlle Bernardine-Henriette-Joseph, la sœur de Marie-Anne-Louise Loubert, fut la rosière, de 1807. Elle choisit pour époux Antoine-Joseph Lejeune, âgé de vingt-sept ans, garde champêtre, ancien militaire ayant fait les campagnes des ans VII, VIII, IX, XI, XII et XIII, fils d'Eloi-Joseph Lejeune, marchand et de Cécile-Française Trenchant.

Le mariage civil fut célébré à l'Hôtel-de-Ville, avec une grande solennité, devant le Maire, tout le conseil municipal, et tous les fonctionnaires de la ville.

Ont signé comme témoins: Pierre Bouchart-Museux, et Pierre Nicole, adjoints; Barbieux Georges, conseiller municipal et Louis Flécher, chef par intérim, de la Légion de la Garde nationale.

La rosière de 1809, fut Mlle Berthé, domestique, âgée de 24 ans, fille de Philippe, absent de la commune depuis très longtemps, et de feu Marie-Joseph Florez. Elle épousa André-Joseph Martinache, ancien militaire, âgé de 23 ans, fils de feus Pierre-Joseph Martinache et d'Augustine Maroille.

Ont signé comme témoins : Pierre Bouchart-Museux, adjoint; Louis Flécher, chef de la Cohorte ; Georges-François Barbieux, conseiller municipal et Jean-Baptiste Eloi, adjudant de la Légion.

En 1810, pour se conformer à l'arrêté de M. le général préfet du Nord, du 3 mars 1810, et exécuter les dispositions impériales du 25 mars 1810. Saint-Amand eut cette année trois mariages de rosières, Valenciennes et Dunkerque dix, Cambray et Douay cinq, Paris soixante.

D'après le décret impérial du 25 mars 1810, six mille militaires ayant au moins une campagne devaient être mariés, le 22 avril 1810, avec des filles de leur commune auxquelles il était accordé une dot de 1,200 francs pour Paris et 600 francs pour le reste de l'Empire.

Les deux rosières amandinoises furent Mlle Elisabeth Lesage, couturière, âgée de trente ans, qui épousa François Nicaise et Mlle Joséphine Bauduin, âgée de vingt-quatre ans, qui épousa Jean-Baptiste Lagache.

Ce qui n'empêcha pas de couronner le premier dimanche de décembre une troisième rosière : Mlle Marie-Alexandrine Dechy, journalière, âgée de 26 ans, qui épousa Pierre-Antoine Delvigne, militaire retraité, natif de la commune de Maulde.

En 1811, la rosière fut Mlle Thérèse Molle, journalière, âgée de vingt-sept ans, qui épousa Joseph Gardin, militaire retraité.

En 1813, Mlle Cécile Lejeune, qui choisit pour époux, Louis Gardin, militaire en retraite, pensionné.

Armes de la ville de Mortagne-du-Nord.

La commune de Saint-Amand demande la cession de l'établissement thermal, l'Etat ne lui accorde que l'hôpital militaire.

Pendant l'année 1806, la commune de Saint-Amand exploite elle-même l'établissement thermal, qu'elle n'a pas su louer.

Cette régie se solde par une dépense de 2550 francs, dépense qui fut encore prévue au budget 1807. Cet établissement très mal géré par le sieur Renaudin, manquant des appareils les plus nécessaires pour l'administration des douches et même des bains, avait écarté un grand nombre de malades, qui loin d'y trouver le confortable, ne pouvaient même se procurer le nécessaire.

M. le Maire voulant attirer l'attention de l'administration supérieure sur l'état déplorable des Eaux et Boues de Saint-Amand, demande la permission de réunir le conseil, qui prend, le 10 décembre 1806, au sujet de l'établissement thermal, la délibération suivante :

« Considérant que l'établissement des Eaux et Boues minérales est dans un état de dépérissement alarmant pour l'humanité souffrante, qui en a retiré les plus grands avantages, principalement de ses bains dont l'efficacité est incontestable pour différents genres de maladies et accidents, et dont les cures sont consignées dans les ouvrages des plus célèbres médecins.

Considérant que l'état de dépérissement tant des bâtiments que des objets-propres à la distribution des remèdes, provient de ce que le fermage est insuffisant pour subvenir à son entretien; que cependant on ne peut espérer un nouvel ordre des choses plus avantageux, puisqu'il a été constamment à la charge de ses anciens propriétaires, quoiqu'à cette époque cinq hectares ou environ de terre labourable, qui depuis ont été vendus par le gouvernement, y étaient attachés; que vainement, depuis plusieurs années, on n'a cessé de mettre aux affiches cet établissement pour un bail à long terme, sans doute parce que naturellement, on n'aime point de placer beaucoup de fonds pour restaurer un établissement dont on n'est point propriétaire, et dont le produit est si casuel : dépendant d'une infinité de circonstances. Dans cet état de chose, le conseil vote pour qu'il soit fait au gouvernement des humbles représentations, pour qu'il vienne au secours de ce précieux établissement, et dans le cas contraire, le conseil plutôt que de le laisser périr, émet le vœu, au nom de la commune, de supplier le gouvernement de déclarer cette propriété communale, à la charge de faire les réparations convenables pour la continuation du service et mettre cet établissement à même de trouver un fermier. Dans cet hypothèse, le conseil demande aussi à être autorisé de s'arranger de gré à gré avec les acquéreurs des cinq hectares de terre labourable ayant jadis fait partie de cet établissement. »

Une lettre du sous-préfet, en date du 17 janvier 1807, apprend à M. le Maire, que M. le général préfet du Nord trouve que les conditions auxquelles la commune de Saint-Amand se soumet, pour obtenir la propriété de l'établissement thermal de la Fontaine-Bouillon, sont trop vaguement exprimées dans la délibération du 10 décembre 1806 ; qu'en conséquence M. le Maire est autorisé à assembler de nouveau le conseil municipal et à lui proposer d'ajouter à la délibération susdite : 1° qu'en cas de concession à son profit de l'établissement des Eaux minérales, la commune prend l'engagement de faire dans le délai de....., dont le terme ne doit pas être éloigné, les réparations et constructions indiquées, dans le devis rédigé, le 20 pluviôse an II, par l'ingénieur en chef ; 2° que la commune de Saint-Amand consent à ce que les produits de cet établissement soient, uniquement, employés en embellissements et en améliorations et constructions ultérieures, jugées utiles par l'ingénieur en chef, et d'après les devis dressés par lui, jusqu'à la parfaite restauration du dit établissement.

Le devis de l'ingénieur en chef, comprenait la transformation en une auberge du logement du concierge et des pièces adjacentes, telles que la boulangerie et un cabinet situé près des écuries de l'établissement des Eaux.

Le Conseil municipal considérant que le tarif de l'octroi ne po uvait êtreaugmenté « sans détruire l'industrie commerciale des habitants de la ville, que cependant il est sa seule ressource de revenus, la commune n'ayant en propriété rurale que trente ares environ de prairie, une maison ayant servi de corps de garde et deux rivages.

Considérant que la totalité des revenus communaux est nécessaire pour assurer les services de la commune, que par conséquent la ville ne pourrait s'imposer de nouvelles charges, surtout celles mentionnées dans le susdit devis, et cela sans espoir de faire rentrer à la caisse municipale le revenu qui doit être employé en embellissements, améliorations etc.

Considérant que lorque la commune a demandé la cession de l'établissement thermal, son intention était de le régir de manière à ne pas s'imposer de nouvelles charges ; qu'il l'aurait loué, comme font les particuliers qui ont des fermes, des usines etc.

Qu'il croyait que s'il y avait quelque distribution à faire pour obtenir une salle à manger plus commode que celle existant dans le neuf bâtiment, il convenait de le faire en réunissant plusieurs salles. Il en coûterait peu, et les personnes logées pourraient descendre dans la salle à manger sans passer à l'air. »

Un décret impérial en date du 31 mars 1810 concède à notre ville la partie militaire de l'établissement thermal.

Mais notre commune trouve cette propriété trop onéreuse et demande, le 4 mai 1811, « que le gouvernement consente, pour la dédommager de l'entretien de l'hôpital militaire, de vouloir bien lui accorder la propriété du reste de l'établissement des Eaux et Boues minérales. » Notre ville s'engageait à consacrer intégralement le prix du fermage des Eaux et Boues à l'entretien de ces deux établissements.

De 1810 à 1817 inclusivement, la somme prévue au budget communal, pour l'entretien des bâtiments de l'hôpital militaire, fut de 400 francs plus 100 francs pour le concierge de cet établissement.

Depuis la Révolution, notre établissement thermal languisait. On le louait successivement par baux limités à un ou deux ans au plus.

Les locataires s'intéressaient fort peu aux améliorations et même aux réparations nécessaires. Ils arrivaient à Fontaine-

Bouillon au commencement de juin et s'en allaient à la fin d'août. laissant notre établissement dans un état de délabrement de plus en plus grand.

Les malades y étaient peu nombreux.

Le médecin inspecteur, le Docteur Arnet, n'a compté que 597 baigneurs en l'espace de 12 : ans 35 en l'an XI; 50 en l'an XII; 60 en l'an XIII; 40 en 1806; 47 en 1807; 40 en 1808; 60 en 1809; 45 en 1810; 50 en 1811; 70 en 1812; 72 en 1813; 38 en 1814.

Sur le nombre des malades de 1814, il s'est trouvé cinq dartreux qui sont sortis guéris, huit paralytiques dont trois sont sortis mieux; quinze personnes affectées de sciatique rhumatique, rhumatismes goutteux, douleurs rhumatismales, douleurs vagues sont sorties mieux et une guérie; six d'ankyloses incomplètes, sorties dans le même état; une d'obstruction de viscères dans le bas ventre sortie guérie; un militaire ayant le bras droit atrophié, avec impossibilité de la flexion des doigts et un autre boiteux sont sortis se trouvant mieux.

Les locataires de l'établissement thermal payèrent successivement en l'an XI, 1000 francs; en l'an XII, 1200 francs; en l'an XIII, 1400 francs; en 1806, 1500 francs; en 1807, 1800 francs; en 1808, 1809 et 1810, 2600 francs. Ce dernier bail expirait au moment de l'arrivée de M. le baron Duplantier à la préfecture du Nord, et le locataire en sollicitait la tacite reconduction pour un an. Le préfet ordonna de mettre en adjudication publique le fermage. Le prix du bail monta pour l'année 1811 à 4450 francs. En 1812, le bail fut renouvelé pour trois ans, moyennant la somme annuelle de 4475 francs.

Le 6 octobre 1812, la municipalité de Saint-Amand déclare renoncer à la propriété des Eaux et Boues, à cause des dépenses qu'elles nécessitent.

Minéralisation et origine des Eaux minérales de Saint-Amand

L'eau pure ne dissout que les roches solubles, comme le sel gemme et le gypse ; mais chargée d'acide carbonique elle a la propriété de dissoudre le calcaire, en le faisant passer à l'état de bicarbonate, elle décompose les silicates de chaux, de potasse, de soude, d'oxyde ferreux et d'oxyde manganeux. L'eau chargée d'oxygène et d'acide carbonique suroxyde, les éléments ferrugineux et les fait passer à l'état de carbonate hydraté de fer ; altère les feldspaths et produit des carbonates alcalins, des silicates alumineux et de la silice. L'action dissolvante de l'eau est encore augmentée par la chaleur des couches profondes et la pression que les gaz exercent à la surface des roches.

On sait, qu'à partir des premières couches du sol, qui sont soumises aux variations de la température extérieure, la chaleur augmente progressivement avec la profondeur. Cette augmentation est environ de 1· pour 30 mètres. Le degré géothermique varie un peu avec la conductibilité des roches traversées et avec la descende des eaux froides de la surface.

Si de la température des eaux de la Fontaine-Bouillon nous retranchons la température moyenne 9°,9 à Saint-Amand, température qui est constante à 10 mètres, nous aurons: 25°9°9 ou 15°1, qui multipliés par 30 donnent 453^m.

Par conséquent ces eaux minérales viendraient d'une profondeur de 453-10 ou 443^m.

Nous allons voir que le niveau de ces eaux se trouve à une profondeur bien moins grande que celle indiquée par ces calculs et que leur chaleur est due surtout à des réactions exothermiques.

La sonde a fait jaillir à un kilomètre de Fontaine-Bouillon, de 76 mètres de profondeur, une eau sulfureuse ayant une température de 15°.

Cette température est anormale pour une aussi faible profondeur. En effet, $15° - 9°9 = 5°1$ et la division de $76 - 10$ par $5_o 1$ donne 12^m94 pour le degré géothermique moyen. C'est là une quantité beaucoup trop faible, qui nous, prouve que la sulfuration de cette eau est produite probablement par les pyrites, qui en s'oxydant dégagent de la chaleur.

Donc, chaleur, pression des gaz, réactions chimiques sont les agents de la minéralisation des eaux.

Les eaux minérales, dit Vauquelin, sont des espèces de sondes qui nous rapportent des entrailles de la terre des échantillons, des matières qui la composent. »

Cette image n'est pas tout à fait juste. Sur leur trajet ascensionnel, les matières dissoutes opèrent souvent des combinaisons, des décompositions, en un mot des réactions qui les appauvrissent ou les enrichissent. Les gaz comprimés au sein de la terre en se détendant, en se dégageant à l'air, laissent déposer les substances dont ils avaient facilité la dissolution. La chaleur des eaux minérales, en se communiquant aux roches plus superficielles et à l'air, agit dans le même sens que la détente, que la diminution brusque de de pression.

Les eaux minérales laissent déposer les bicarbonates qu'elles tenaient en dissolution, quand l'anhydride carbonique s'en échappe.

Beaucoup d'eaux sulfureuses blanchissent légèrement à l'air en donnant un dépôt de soufre blanc à peine jaunâtre qui reprend peu à peu sa couleur jaune naturel. C'est le soufre à l'état d'extrême division qui les rend opalines, lactescentes. L'acide sulfhyrique, composé de soufre et d'hydrogène, sous l'action de l'oxygène de l'air se décompose en hydrogène qui s'unit à l'oxygène pour former de l'eau et en soufre qui se dépose.

La légende suivante traduit nettement cette réaction :

Acide sulfhydrique { Soufre. . . . . Dépôt
{ Hydrogène. . . de soufre.

Oxygène. . . . . } Eau.

En présence des corps poreux, l'oxydation peut être plus complète et conduire aux acides sulfureux et sulfurique.

Acide sulfhydrique { Soufre. . .
{ Hydrogène .

Oxygène. . . . . } Acide sulfurique.

La première de ces réactions nous explique le dépôt de soufre qu'on remarque à la surface des boues de St-Amand et surtout à la surface de la vase du fossé par lequel s'écoulent les eaux thermales de notre établissement.

La seconde, l'usure rapide des rideaux des cabines des bains sulfureux.

Quand on veut dans les laboratoires, conserver une dissolution d'acide sulfhydrique, on fait dégager le gaz dans de l'eau privée d'air, par l'ébullition, et on bouche hermétiquement les flacons complètement pleins, afin d'éliminer le plus possible l'air et par suite son oxygène.

Les sulfures solubles, que les eaux sulfureuses tiennent en dissolution, se changent peu à peu en carbonates et en hyposulfites, par l'action de l'acide carbonique de l'air. Des eaux qui ne renferment pas d'acide sulfhydrique libre exhalent néanmoins l'odeur d'œufs pourris, l'odeur de ce gaz, par suite de la transformation des sulfures solubles en carbonates. Cette réaction se produit surtout avec les sulfures alcalino-terreux qui sont moins stables que les sulfures alcalins.

La présence de l'acide sulfhydrique dans une eau peut aussi être attribuée à l'action décomposante de la silice sur un monosulfure alcalin ; il se forme un silicate sodique et le gaz acide sulhyfdrique se dégage.

Les monosulfures sont de véritables sels de l'acide sulfhydrique, qui se décomposent très facilement, et répandent à l'air une légère odeur d'acide sulfhydrique. Certaines eaux renferment de l'oxysulfure de carbone qui se décompose en gaz anhydride carbonique et hydrogène sulfuré.

D'autres doivent leurs éléments sulfureux à la réduction d'une partie de leurs sulfates par les matières organiques des terrains secondaires ou tertiaires qu'elles traversent, avant de surgir à la surface du sol.

Si on met du sulfate de chaux en contact avec de l'eau et des matières organiques, à l'abri de l'air, il se forme du sulfure de calcium et par suite de l'hydrogène sulfuré.

On a vu une source sulfatée, à Bagnères de Luchon, devenir à volonté sulfureuse ou non suivant qu'on lui faisait traverser un banc de tourbe ou qu'on la détournait de ce lit de matière organique. La théorie de la sulfuration des eaux par la réduction des sulfates par les matières organiques des terrains secondaires ou tertiaires, émise par Ossian Henry et défendue par Filhol, compte aujourd'hui de nombreux partisans.

Pelouze et Frémy pensaient que la minéralisation des eaux sulfureuses était due à la décomposition du sulfure de silicium par l'eau. Boussingault croyait que l'acide sulfhydrique des eaux minérales provenait de la réaction mutuelle de la vapeur d'eau et du sulfure de sodium, à une haute température, réaction qui produisait de l'acide sulfhydrique et du sulfate de soude.

Enfin le gaz acide sulfhydrique peut encore résulter de l'action de l'eau sur les pyrites de fer. On voit que beaucoup de réactions chimiques sont capables de sulfurer les eaux.

L'analyse chimique des eaux de Fontaine-Bouillon va nous permettre de dire, sinon avec certitude, du moins avec une grande probabilité, qu'elle est l'origine du gaz acide sulfhydrique, du soufre, que renferment les Eaux et Boues de St-Amand.

La première analyse de nos eaux minérales faite, en 1812, a donné pour quatre kilogrammes d'eau :

Acide carbonique . . . . , ...	0.63
Sulfate de magnésie	2.92
— de chaux.	0.24
Muriade de soude (chlorure de sodium). . .	1.17
— de chaux (chlorure de calcium). . . .	0.22
— de magnésie (chlorure de magnésie . .	0.32
Carbonate de chaux. . . . . . . , ...	1.56
Silice . . . . . , ...	0.10

On regardait alors l'acide muriatique (acide chlorhydrique) comme un acide oxygené et l'on donnait à ses sels le nom de muriates. L'analyse de l'acide sulfhydrique (*air puant, gaz hépatique*) ayant révélé l'existance des acides hydrogénés, on assimila l'*acide chlorhydrique*, l'*acide muriatique, acide marin* ou *esprit de sel* aux acides hydrogénés.

Les sels de l'acide chlorhydrique se nomment aujourd'hui chlorures.

Quatre litres d'eau minérale de Fontaine-Bouilon ont donné à l'analyse, faite par Pallas.

Gaz acide carbonique. . . . . , 2.200
Sulfate de chaux. . . . . . . , ... 2.445
Sulfate de magnésie . . . . . , . . , . , 1.748
Hydrochlorate de magnésie (chlorure de magné-
    sium . . . . , ... 0.200
Hydrochlorate de soude (chlorure de sodium). 0.152
Carbonate de chaux. . . . . . . , . . , . 0.774
Carbonate de magnésie . . . : 0,236
Fer . . . . . , ... 0.100
Silice. . . , . . ? 0.060
Matière résineuse 0.000
Perte. 0.085
                                                —————
                                              8.000

La température de l'eau était alors 21° centigrades,

La température des Eaux était plus élevée autrefois. Le 6 Juin 1767, à 8 heures du matin, Brassard et Gosse plongèrent dans la Fontaine-Bouillon, un thermomètre Réaumur, pendant dix minutes, le mercure monta à 10° au-dessus du tempéré (c'est-à-dire à 20° Réaumur ou 25° centigrades).Dans la seconde et la troisième fontaine le thermomètre indiqua dans les mêmes conditions, une température correspondant à 25° centigrades. Les boues avaient une température de 18 à 20° leur chaleur devait nécessairement varier avec la profondeur et leur état plus ou moins solide.

Des analyses faites par Caventon, Kuhlmann ont donné 1 gr. 45 de principes fixes par litre.

Sulfate de chaux. 0.615
    — de magnésie 0.445
Carbonate de chaux. . . , . . . , ... 0.200
    — de magnésie . . . , ... 0.060
Chlorure de sodium. 0.050
    — de magnésium. 0.050
Fer . . . . , ... , . 0.020
Silice. , ... • 0,010
                                                —————
                              Total. 1.450

D'après une analyse relevée dans la géologie de V. Raulin. Les eaux de St-Amand auraient 28° et contiendraient ;

Carbonate de chaux 0.194
—   de magnésie 0.059
—   de fer. 0.025
Sulfate de chaux. . , ... 0.616
— de magnésie. 0.437
Chlorures de potassium, de sodium et de calcium   0,038
Chlorure de magnésium . . , ... 0.050
Silice et alumine. 9.010
Matières organiques et perte 0.021

                                             1.450

Dans ces analyses on a tenu compte ni des gaz acide sulfhydrique et anhydride carbonique qui se dégagent des eaux, ni de la matière azotée onctueuse blanchâtre qu'elles déposent sous forme amorphe, la *glairine*, qui paraît provenir de l'action de l'oxygène sur la barégine. La barégine, est en solution dans l'eau et se présente quand on évapore celle-ci sous forme d'un résidu jaunâtre presqu'entièrement soluble, précipitant par les sels de plomb et d'argent.

La glairine est formée de 30 à 40 0/0 de silice, 40 à 45 0/0 de carbone, 6,5 à 8 0/0 d'hydrogène et 5,5 à 8,1 d'azote.

Outre cette glairine, qui forme un dépot gélatineux, quelquefois organisé, on remarque dans ces eaux quand elles coulent à l'air une conferve filamenteuse, la sulfuraire qui a la même composition que la glairine. L'azote de la glairine est probablement dû à la fixation de l'azote de l'air par l'intermédiaire de micro-organismes semblables à ceux que vient de découvrir M. Berthelot et qui enrichissent nos terres arables. A l'aide du sulfhydromètre de Depasquier, M. Pesier a trouvé qu'un litre d'eau minérale de St-Amand fournissait une quantité de soufre égale à 0 gr. 00509. Ce qui correspond à 3 litres 5 de gaz hydrogène sulfuré par litre. Les eaux sulfureuses de Bagnères, de Venet, d'Aix la Chapelle etc., ne contiennent que des traces d'acide sulfhydrique.

L'analyse d'un kilogramme de boue a fourni ;

Gaz anhydride carbonique 0.10
Gaz acide sulfhydrique 0.03
Eau 550.00
Matière extractive 12.20
    id.   végéto-animale 68,80

Carbonate de chaux	15.09
Carbonate de magnésie	5.68
Soufre	2.00
Fer	14.50
Silice	304.00
Perte pendant l'opération	27.00
	1000.00

En comparant l'analyse des Boues à celle des Eaux, on remarque que le sulfate de chaux qui était abondant dans les eaux n'existe plus dans les boues, tandis que les quantités de fer et le soufre ont beaucoup augmenté.

Les 14 grammes de fer et les 2 grammes de soufre par kilogramme de boue sont dus à l'évaporation des eaux à la surface du bassin de boue, car on comprendra parfaitement que l'eau en s'évaporant à la surface de la boue doit y augmenter les proportions des matières solides.

Les deux grammes de soufre proviennent en grande partie de la décomposition de l'acide sulfhydrique au contact de l'oxygène de l'air. C'est ce soufre qui donne à la surface des boues cette coloration jaune pâle. La couleur noire des boues est due à des combustions lentes, aux fermentations des matières organiques et surtout au sulfate de fer.

Le fer y est à l'état de sulfure de fer. Car nous savons qu'un grand nombre de métaux décomposent l'hydrogène sulfuré et se sulfurent. La teinte grise, jaune, puis noire que prennent les pièces d'argent qu'on plonge dans nos eaux thermales est produite par le sulfure d'argent.

Quant à la disparition du sulfate de chaux de nos boues il faut l'attribuer à la réduction de ce sel de chaux par les matières organiques des couches superficielles.

Les travaux exécutés aux XVII et XVIII siècles permirent de constater de bonne heure, que le sol de la prairie contenant les sources était formé d'un lit superficiel de terre noire tourbeuse, recouvrant une espèce de marne grasse, qui reposait sur un sable mouvant de 7 à 10 pieds de profondeur. C'est au travers de ce sable mouvant, dans un espace rectangulaire de 85 pieds carrés, que venaient sourdre une infinité de petites sources sulfureuses.

Les couches tourbeuses et argilo-marneuse ont une épais-

seur de deux mètres et la couche de sable mouvant a environ
2^{m}50 de hauteur. Les eaux sulfureuses, en sortant du lit de
sable mouvant et glauconifère, décomposent, grâce à leur
acide sulfhydrique, le silicate de fer, en sulfure de fer et en
acide silicique. Ce sulfure de fer augmente la coloration noire
des boues tourbeuses, qui sont aussi le siège de combustions
lentes, plus exactement de fermentations donnant naissance à du gaz anhydride carbonique et très probablement à
la barégine, et à la glairine. L'action des matières tourbeuses
sur le sulfate de chaux des eaux augmentent leur sulfuration
et par conséquent celle des boues.

Cherchons maintenant l'origine des eaux sulfureuses de
notre établissement thermal. Les nombreux sondages effectués dans les environs de Fontaine-Bouillon, pour la recherche de la houille, permettent d'affirmer qu'elles appartiennent
à notre second niveau d'eau. Le premier qui alimente les
puits artésiens de notre ville s'étend souterrainement à la
surface de la craie marneuse ou *marlette*, à une profondeur
moyenne de 33 mètres dans notre ville. Mais cette profondeur va en diminuant à mesure que l'on se dirige vers N. E.
Car le crétacé n'est qu'à un ou deux mètres de profondeur à
la ferme des Marlières ou mieux des Marnières et dans les
Rosières. Chez M. le Docteur Isnard, à 300 mètres de la Fontaine-Bouillon, ce terrain a été rencontré à 17 mètres et le
niveau aquifère à 27 mètres. Plus près encore de l'établissement la craie marneuse a été rencontré à 17 mètres et le
niveau aquifère à 21 mètres. Ces dernières eaux n'étaient
pas sulfureuses.

Les puits artésiens forés, en 1807 sur la place de St-Amand,
dans les jardins et parcs des châteaux de Rongy et d'Howar-
drie, chez le baron de Roisin et le comte Duchâtel et chez
Clément de Saint Marc, marquis de Molinel et la comtesse
de la Marche, à Lecelles, et plus tard rue d'Orchies, à la sucre-
rie de Marillon etc., donnèrent des eaux jaillissantes. Les
nombreux forages exécutés depuis ont diminué le volume de
l'eau qui alimentait ces fontaines. Dans notre ville non seulement elles ont cessé de jaillir, mais le niveau de l'eau descend graduellement à chaque nouveau forage.

Ce n'est pas impunément qu'on peut ouvrir un grand
nombre de puits artésiens dans une même ville, dans un

même bassin. Quelque étendue que soit la surface d'infiltration, elle ne peut s'alimenter qu'à une faible fraction, à peine un cinquième des eaux pluviales, dont les 2/3 au moins sont enlevés par l'évaporation et 2/15 par le ruissellement et les sources. Donc quand les puits artésiens sont rapprochés les uns des autres, ils affectent sensiblement le niveau de la nappe et le débit. Ainsi, à Paris, l'ouverture du puits artésien de Passy a diminué le débit du puits de Grenelle, qui lance encore, par minute, d'une profondeur de 586 mètres à 30 mètres au-dessus du sol 1620 litres d'eau à la température constante de 28°, et le sondage de la raffinerie Say a influé aussi sur les deux autres.

A Saint-Amand, le niveau du puits artésien de la Croix-du-petit-Dieu s'abaisse ou se relève quand les forges et laminoirs de M. Jules Sirot marchent ou s'arrêtent, ou plus exactement quand le puits artésien de cette usine alimente ou cesse d'alimenter les réfrigérants des soles des fours et les chaudières.

La seconde nappe aquifère, qui est plus abondante, plus profonde, provient des sables inférieurs du crétacé, qui reposent sur une argile blanche, rouge ou noire, accompagnée de lits charbonneux pyritifères ; dans ce dernier cas, le présence des pyrites rend l'eau sulfureuse, et leur oxydation, au contact des eaux aérées provenant de la surface des terrains primaires, augmente leur température.

Ce niveau d'eau, très abondant surtout entre Anzin et Denain a été appelé *torrent d'Anzin* par les mineurs. Ces sables aquifères remplissent des poches très circonscrites à la surface des terrains primaires.

D'après M. Grar, l'auteur de l'*Histoire de la découverte et de l'exploitation de la houille dans le Hainaut français, dans la Flandre française et dans l'Artois,* c'est en 1765, en creusant la fosse du Temple que l'on rencontra, pour la première fois, le torrent. « La nappe d'eau improprement appelée de ce nom repose sur des couches de combustibles à une profondeur de 40 m. au-dessus du niveau ordinaire qui règne dans toute la contrée. Cette espèce de souterrain est formé par des amas d'eau vitrioliques alumineuses, au milieu desquelles existent des couches de bois dont la texture est parfaitemeut conservée, et qui couvrent la tête des bancs de houille. Les eaux paraissent renfermées dans une série de bassins dont les roches constituent les parois. »

En 1749, on rencontra ce niveau en creusant une fosse à Flines, dans la seigneurie de Mortagne.

« Tandis que j'étais occupé, dit Gosse dans son ouvrage imprimé en 1750, à l'examen des terrains qui environnent les sources de St-Amand, on ouvrit une carrière à Mortagne, où l'on espérait découvrir du charbon de terre ; je profitais de de cette-conjecture pour étendre mes observations, j'y trouvais d'abord à l'exception de la tourbe, des terres très ressemblantes à celles qui environnent nos fontaines ; l'ocre, la marne, la terre glaise couleur d'ardoise, grasse, onctueuse, etc.

Les unes fermentaient avec les acides, les autres s'écaillaient et s'exfoliaient à l'air. L'eau qui se filtre également dans ces terres, embarrasse extrêmement les travailleurs, surtout lorsqu'ils sont parvenus à un gravier rempli de pierres brunes solides et parsemées de brillants métalliques. Dès qu'on a enlevé ce lit de pierres on découvre une terre onctueuse et sapidifique. C'est là qu'on rencontre des pyrites sulfureuses et ferrugineuses en grand nombre, liées avec une terre marneuse. Les unes sont tendres et inflammables comme la houille ; les autres sont solides parsemées de brillants métalliques et fermentent avec les acides...,

Je reviens à la description du terrain que l'on a creusé à Flines dans le comté de Mortagne. *Lorsqu'on a percé cette couche marneuse chargée de pyrites on rencontre quelquefois une deuxième eau qui jaillit avec force d'un sable mouvant et fait abandonner l'entreprise, si l'on a négligé de bien étayer la fosse. Au reste, quoique cette eau paraisse sans odeur et sans goût, elle ne laisse pourtant pas de causer une odeur de soufre et d'œufs couvés qui incommode les ouvriers. Lorsqu'ils ont surmonté ces obstacles ils rencontrent une pierre bleue friable, bitumineuse, sulfureuse, pleine de petits brillants qui s'enflamme et répand des exhalaisous conformes à ces principes.* »

L'abondance de ces eaux sulfureuses forcèrent la Compagnie de Mortagne, formée le 18 Juillet 1749, et dont faisait partie Philippe-Joseph Lescohier, avocat au Parlement de Douai, demeurant à St-Amand, à renoncer à l'entreprise.

Cette Compagnie fit creuser en 1750, à Notre-Dame-au-Bois,

un deuxième puits, dit fosse Capotte. Mais comme une eau sulfureuse y jaillissait en abondance, l'intendant du Hainant défendit de continuer les travaux. Cette fosse n'était qu'à 1467 toises de Fontaine-Bouillon et l'ingénieur en chef de Condé craignait qu'elle ne nuisît aux eaux thermales de St-Amand. Un puits, commencé précédemment par la Compagnie Desandrouin et Taffin, avait été également arrêté pour les mêmes raisons.

Les 9 puits que creusèrent les différentes Compagnies de Mortagne furent successivement abandonnés à cause des eaux plus ou moins sulfureuses de ce second niveau. Les moyens d'épuisement étaient alors primitifs, bien que Pierre Mathieu eut introduit en 1732, dans le Nord et en France la première machine à vapeur et inventé le cuvelage. Cette première machine importée d'Angleterre en France, fonctionna, en 1732 aux Petites fosses, à Fresnes, près de l'ancienne maison de régie, habitée par M. Renard.

Nous dirons en passant que c'est grâce à l'habile direction de Pierre Mathieu que la troisième compagnie houillère de Fresnes-Anzin rencontra, après dix-huit ans de recherches, la houille grasse à la fosse du Pavé, à Anzin, le 24 Juin 1734.

La première compagnie, celle des frères Jacques et Pierre Desandrouin, Pierre Taffin, Richard, Desaubois et Jacques Mathieu qui avait commencé ses travaux de recherches, le 1er Juillet 1716, au village de Fresnes, entre l'Escaut et la route de Valenciennes à Condé, dut les abandonner à cause de la grande abondance d'eau qui envahissait les six fosses creusées, malgré les machines d'épuisement.

La deuxième compagnie découvrit enfin, la houille, le 3 février 1720, à la fosse de l'Enclos, à l'ouest de Fresnes, près de la forêt de Saint-Amand. Mais le 15 Juillet 1721, comme on ne pouvait parvenir à se rendre maître des eaux, les associés se réunirent à Condé et résolurent de combler les fosses et de vendre chevaux, pompes et machines. Aujourd'hui, grâce au procédé Pœtsch, qui permet de congeler les terrains qu'on doit traverser, le fonçage d'une fosse peut s'effectuer sans avoir à redouter ces venues d'eau, qui ont atteint jusqu'à 180.000 hectolitres par jour, en décembre 1891, à la fosse no 11 de la compagnie de Lens, et nécessité l'installation d'une pompe d'épuisement de 1.000 chevaux.

Les nombreux sondages qui ont été faits au sud du Mont-des-Bruyères, à Notre-Dame d'Amour ; dans les champs Courrières, près de la ferme Masingue etc., ont atteint le terrain houiller sans rencontrer le torrent d'Anzin. Mais le forage de l'Avenue du Clos de l'Abbaye de Saint-Amand, effectué, en 1837, jusqu'à une profondeur de 47 mètres, a donné une eau jaillissante sulfureuse. L'eau qui s'échappait en abondance de ce trou de sonde a été utilisée, pendant quelques années, comme force motrice. Cette eau a une température de 19°,7.

Dans le bois de Suchemont, à un kilomètre de la Fontaine-Bouillon, à l'intersection des drêves de Suchemont et de la Taillette, M. de Bracquemont obtint, en 1847, à une profondeur de 76 mètres, une eau sulfureuse, d'une température de 12° R. (15° C.) et jaillissant à 11^m au-dessus du sol. Le trou de sonde qui donnait 528 hectolitres à l'heure fut bouché, immédiatement, de peur de voir diminuer le débit des sources de l'établissement thermal. On a eu raison, si les variations atmosphériques ont peu d'influence sur le débit des réservoirs des sources minérales, qui arrivent au jour, non à la jonction, de deux couches, l'une perméable et l'autre imperméable, mais par des fentes de l'écorce terrestre, il n'en est pas de même d'un forage très rapproché, atteignant la réunion des infiltrations, c'est-à-dire la nappe souterraine.

Quelques-uns des nombreux sondages pratiqués, à partir de 1786, par la compagnie Sehon-Lamand et les autres qui se formèrent ensuite pour la recherche de la houille, dans les environs de Marchiennes ont aussi atteint la nappe d'eau sulfureuse, à la base du terrain crétacé, entre le tourtia et le terrain carbonifère.

En 1865, à Meurchin (Pas-de-Calais), on rencontra à 140 mètres de profondeur dans le calcaire carbonifère une source d'eau sulfureuse si abondante (1400 litres à la minute) qu'il fallut abandonner la fosse. La température (40°) de cette eau était supérieure de 25° à celle qu'acquerrait une eau d'infiltration atteignant la même profondeur. Le degré géothermique serait inférieur à cinq mètres, ce qui serait absurde, si on n'admettait pas ici les effets thermiques des réactions chimiques.

Nous pouvons donc admettre que nos eaux thermales de

Saint-Amand proviennent du terrain carbonifère, dont le calcaire affleure à Péruweltz, Péronnes, Antoing, Basècles, c'est-à-dire à des distances de dix à dix-sept kilomètres de Fontaine-Bouillon.

Les couches du terrain carbonifère plissées, contournées par une pression latérale du N au S contiennent de nombreuses fentes et failles et peuvent donc être facilement traversées par les eaux pluviales aérées et chargées d'acide carbonique. L'acide carbonique dissout du calcaire à l'état de bicarbonate et l'eau chargée d'oxygène va oxyder les filons de pyrites de la dolomie du carbonifère, qui sont si riches, entre Namur et Moresnet; ou les schistes pyriteux alunifères de l'étage houiller inférieur, si développés près de Liège entre Flemalle-Haute et Chockier et qu'on trouve au même niveau à Auchy-au-Bois, dans le Pas-de-Calais; ou ces masses considérables de pyrites qu'on a rencontrées dans un puits naturel, en 1876, dans les travaux effectués au puits Sainte Julie du charbonnage de Rieu du Cœur, à Quaregnon; ou encore les pyrites des sables compris entre la houille et le Tourtia, sables aquifères du torrent d'Anzin; les dièves renferment aussi parfois des lits de rognons de pyrite. On sait que les eaux du carbonifère doivent être souvent en contact avec les pyrites, les oxyder et par suite se sulfurer, tout en augmentant par cette réaction exothermique la température de ces eaux. Le sulfate de fer formé et le sulfate de chaux, tous deux en dissolution sont réduits par les matières organiques de la surface ce qui diminue la chaleur des eaux, mais augmente leur richesse en acide sulfhydrique.

Desmilleville et Decroix avaient donc raison d'attribuer le goût et l'odeur des eaux aux pyrites « Si on jette, disaient-ils, les pyrites marcassites, qu'on trouve à une certaine profondeur dans le sol, dans l'eau commune, elles lui communiquent le goût et l'odeur de l'eau de la Fontaine-Bouillon. »

Nous allons maintenant essayer de classer les eaux minérales de St-Amand, d'après les nombreux essais de classification qui ont été faits depuis l'origine de la science jusqu'à nos jours.

Pline divisa, il y a dit-huit siècles, les eaux minérales *froides, tièdes* et *thermales* des anciens en quatre classes: 1· les eaux *sulfureuses*, 2º les eaux *alumineuses*, 3º les eaux *salines*, 4º les eaux *acides* et les *bitumineuses*.

En 1768, Monnet adopte dans son *Traité des eaux minérales* la classification de Charles Leroy, faite dix ans plus tôt, mais en subdivisant heureusement les *eaux ferrugineuses* en *eaux ferrugineuses vitrioliques* (sulfatées) et *non vitrioliques*.

En 1780, le chimiste Bergmann, dans sa *Dissertation sur les eaux minérales froides ou artificielles*, publiée à Dijon, divise les eaux en : 1º *eaux hydrosulfureuses* ; 2º *eaux acides* ; 3º *eaux ferrugineuses acidules* ; 4º *eaux salines*.

La classification que Duchannoy donna, la même année, dans un *Essai sur l'art d'imiter les eaux minérales* ou *De la connaissance des eaux minérales et de la manière de se les procurer*, va nous permettre de classer les eaux minérales de St-Amand. Duchannoy divisait les eaux en onze classes : 1º les *eaux gazeuses* ; 2º *alcalines* ; 3º *terreuses* ;

4º *ferrugineuses*
- *vitrioliques.*
- *non salines.*
- *gazeuses.*
- *non gazeuses.*

5º *thermales simples*, 6º *thermales spiritueuses*, 7º *savonneuses*, 8º *sulfureuses*, 9º *martiales sulfureuses*, 10º *bitumineuses*, 11º *salines*.

Si on ne tient compte de leur origine, les eaux minérales de St-Amand se groupent naturellement dans la 9ᵉ classe : les *eaux martiales sulfureuses* ou mieux, les *eaux marcassites sulfureuses* parce que le *fer sulfuré blanc*, *pyrite blanche*, *speerkies* ou *marcassite* s'altère bien plus, s'oxyde bien plus facilement en produisant du sulfate de fer que le *fer sulfuré jaune* de laiton ou jaune d'or, *schwefelkies*, *pyrite jaune* ou *pyrite martiale*.

Fourcroy, dans ses *Leçons élémentaires d'histoire naturelle et de chimie* publiées à Paris en 1782, réduit les classes de Duchannoy à neuf : 1º les *eaux acidulés froides*, 2º les *acidulés chaudes*, 3º *sulfuriques salines*, 4º *muriatiques salines*, 7º *ferrugineuses simples*, 8º *ferrugineuses acidulés*, 9º *sulfuriques ferrugineuses*.

Nos eaux, qui renferment par litre 1ᵍʳ046 de sulfate de chaux et de magnésie, font partie de la 3ᵉ classe de Fourcroy.

Le chimiste Bouillon-Lagrange, appliquant à l'étude des eaux minérales les notions de chimie qu'on possédait à cette époque, divisa, dans son *Essai sur les eaux minérales naturelles et artificielles* publié en 1810, les eaux minérales en *eaux sulfureuses, acidulés, salines* et *ferrugineuses.*

Dans la classification du chimiste prussien Osann, établie en 1829, les eaux minérales divisées en sept classes, sont subdivisées en 27 genres. Ainsi la 2ᵉ classe : *Eaux sulfureuses* comprend : *les sulfureuses muriatiques ; les sulfureuses alcalino-salines ; les sulfureuses salino-terreuses ;* les sulfureuses *salino-ferrugineuses.* Les eaux de Saint-Amand qui renferment, outre les sulfates de chaux et de magnésie, des chlorures de magnésium et de sodium appartiennent à la subdivision *des alcalino-muriatiques.*

La classification parue en 1855, dans l'*Annuaire des eaux de la France*, range les Eaux de St-Amand avec celles de Louesch (Suisse), dans le groupe des *eaux thermales sulfurées et sulfatées à base de magnésie,* tandis que ce sont plutôt des *eaux sulfurées et sulfatées à base de chaux* et de magnésie.

. Dans la classification proposée par MM. Ossian et Henry fils, dans leur *Traité d'analyse chimique des eaux minérales*, nos eaux se placent naturellement dans les *eaux sulfureuses sulfhydratées et sulfhydriquées calcaires*

Le Dʳ Durand Fardel les place dans la *classe des sulfatées* et dans la division des *sulfatées calciques* avec les eaux de Bagnères de Bigorre et de Lœsche.

Toutes ces classifications artificielles et beaucoup d'autres que nous pourrions citer, ne peuvent avoir de valeur, au point de vue chimique que lorsqu'un ou deux des principes minéralisateurs l'emportent beaucoup sur tous les autres ; au point de vue médical, quand ces mêmes principes ont une plus grande influence que les autres sur les propriétés médicamenteuses de l'eau minérale. La classification des eaux minérales présente de grandes difficultés, car ce ne sont pas toujours les principes prédominants qui exercent l'action la plus marquée sur l'économie animale.

Il faut tenir compte de leur énergie bien plus que de leur poids.

Les principes d'une eau minérale sont très nombreux et on ne peut pas toujours dire, avec certitude, celui qui est le plus important. Les proportions relatives des différentes substances dissoutes ont une influence sur la résultante de leurs actions simultanées ou plutôt successives sur l'organisme.

D'ailleurs ce ne sont pas toujours les eaux les plus minéra-
lisées qui ont le plus de valeur.

On a essayé aussi d'établir une classification des eaux minérales en se basant sur la nature des terrains qui leur donnent naissance. Il y a incontestablement une liaison entre
leur composition chimique et la nature des terrains d'où elles
proviennent. Ainsi les eaux qui jaillissent des terrains primitifs sont ordinairement thermales, contiennent de l'anhydride
carbonique, de l'acide sulfhydrique, de la silice, des sulfures
alcalins, des sels de soude, surtout du carbonate, et peu de
sels de chaux et de fer : Exemple les eaux thermales sulfurées
des Pyrénées, (Luchon, Eaux-Bonnes, Baréges, Cauterets)
celles de Chaudesaigues et de Vic dans le Cantal etc.

Les eaux qui jaillissent des terrains de transition contiennent moins d'anhydride carbonique et de silice et très peu
d'acide sulfhydrique. Mais toutes renferment du sulfate de
chaux. Exemples: les eaux de Bagnères de Bigorre, d'Ussat,
de Luxeuil, de Plombières, d'Aix-en-Savoie etc.

Cependant les eaux thermales (45^n à 46°) d'Aix sont bien plus
riches en acide sulfhydrique, (26^{cc}8 par 1000 gr. d'eau), que
celles de Luchon qui n'en renferment que des traces.

Les eaux des terrains secondaires renferment les espèces
minéralogiques de ces terrains : des sulfates et carbonates de
chaux, de magnésie et de fer et des chlorures de calcium
de sodium et de magnésium. Exemples : les eaux d'Arcueil,
de Passy, de Forges, de Pougues et d'Enghien. Les eaux
d'Enghien comme celles de Saint-Amand, d'Aix la-Chapelle,
d'Aix-en-Savoie, d'Allevard, d'Uriage, de Bagnols, de San-
deljord, en Suède, de Schinznach en Suisse sont des eaux
sulfureuses calciques, des eaux *sulfureuses accidentelles*, tandis
que les eaux sulfurées des Pyrénées sont des eaux *sulfurées
sodiques* dont le principe sulfureux est le monosulfure de
sodium, car elles ne ternissent qu'au bout d'un long temps
l'argent métallique, ce sont des eaux *sulfureuses naturelles*.

Il est à remarquer que les eaux sulfureuses accidentelles
les plus sulfurées sont les moins riches en sulfates; ils ont été
réduits par les matières organiques des terrains secondaires
ou tertiaires qu'elles ont traversés avant de surgir à la surface
du sol.

Si ce sont les pyrites qui sulfurent les eaux de St-Amand, c'est le sulfure de calcium qui sulfure les eaux d'Enghien et qui augmente la sulfuration des eaux minérales qui délayent l'argile et les matières organiques du bassin des Boues de Fontaine-Bouillon, et par conséquent ces boues elles-mêmes donnant ainsi naissance à un limon bien sulfuré et riche en sels, à un *limon minéral*, à un *minéralmoor*.

Les Eaux et Boues de Saint-Amand et les écrivains médicaux contemporains

Nous avons vu que les auteurs anciens étaient unanimes à vanter l'efficacité de nos Eaux et Boues thermo-sulfureuses contre les douleurs rhumatismales, les engorgements passifs du foie, les obstructions etc. Voyons maintenant ce qu'en pensent les auteurs contemporains d'ouvrages sur les eaux minérales.

Constantin James dit, dans son *Traité des eaux minérales* (3e édition), que « les Boues de St-Amand produisent d'excellents effets dans l'atrophie des membres, les foulures, la raideur des articulations et surtout dans les affections rhumatismales ; elles ont plus d'une fois réussi merveilleusement en rappelant à l'extérieur certains venins cachés, certaines humeurs répercutées, que les eaux les plus puissantes n'avaient pu, en quelque sorte, déraciner de la constitution. »

Dans son Guide aux eaux minérales, imprimé à Paris en 1772, le docteur Constantin James ajoute :

« Les *Boues* de Saint-Amand produisent en fait de guérison de *véritables miracles*. Mais c'est le traitement des *Paralysies* qui constitue, on peut le dire, le triomphe de Saint-Amand ; *ainsi des malades que j'y avais envoyés perclus ou à peu près, en sont revenus dispos et presque alertes.* »

Le docteur Jules Lefort, membre de l'Académie de médecine, attribue, (dans son Traité de chimie hydrologique, Paris 1873), aux boues minérales pour origine de vastes dépôts soutérrains d'humus et de débris végétaux (tourbes), situés dans voisinage ou sur les griffons même des sources et que les eaux entraînent insensiblement avec elles par leur mouvement ascensionnel. « Les plus *remarquables* sont situées à *Saint-Amand* (France) et à *Framzensbad* (Bohême), qui vont ici nous servir de modèles. »

« Franzensbad est la première des stations de boue allemande et sa vogue des dernières années a surfait encore cette réputation. Que les malades et les médecins en soient bien persuadés, *Saint-Amand offre tous les avantages que l'on peut rencontrer à Franzensbad.* »

(Dr G. Desmons). — *Étude sur l'établissement thermo-minéral de Saint-Amand.* — Paris 1874.

Rombaux s'exprime ainsi dans son excellent ouvrage sur Eaux minérales de la France. « Les Eaux et surtout les Boues de Saint-Amand ont une réputation européenne. Ces eaux se sont montrées utiles dans les affections chroniques des voies digestives et dans les dermatoses. L'efficacité des boues a été constatée dans les paralysies, la sciatique les rhumatismes, les entorses, les tumeurs blanches et la suite des fractures..... »

M. Durand-Fardel, médecin-inspecteur des Eaux de Vichy, reconnaît, dans son travail sur les eaux minérales, que « les rhumatismes chroniques avec leur conséquence organique dans les muscles et les articulations elles-mêmes réclament, comme médication, l'usage des boues de Saint-Amand.

Ces boues sont aussi, dit-il, principalement indiquées dans le cas de lésions articulaires consécutives au rhumatisme, surtout dans le cas où l'état rhumatismal ayant cessé de sévir par lui-même, les désordres articulaires offrent un caractère tout local, et où il faut appliquer une médication plutôt résolutive qu'altérante, locale que diathésique. »

MM. Pétrequin et Socquet ajoutent dans leur *Traité général des Eaux minérales de France et de l'étranger* : « que les Eaux minérales de Saint-Amand excitent l'appétit et la secrétion. Elles produisent pendant les premiers jours une légère diarrhée. En boisson, ces eaux combattent avec avantage la leucorrhée, (fleurs blanches), la suppression mensuelle, les coliques néphrétiques. En bains et en douches, on les emploie avec succès contre les maladies cutanées, la gravelle, les atonies de l'urètre et de la vessie, les obstructions des entrailles et du foie. »

Les auteurs anciens regardaient les Eaux de St-Amand comme un spécifique efficace contre la stérilité.

M. le docteur Charpentier, membre correspondant de l'Académie de médecine, médecin-inspecteur de l'établissement thermal de Fontaine-Bouillon, a préconisé dans une brochure publiée en 1861, les Eaux et Boues de Saint-Amand dans les lésions des articulations, suites de gouttes, de rhumatismes, de violences extérieures (coups, entorses), de cachexie scrofuleuse, (tumeur blanche), dans la gravelle, les engorgements du foie et autres viscères du bas ventre, les maladies de peau, les paralysies idiopathiques indépendantes des lésions des centres nerveux, toutefois ajoute-t-il dans une autre brochure: *Sur les observations des articulations par les Boues thermo-sulfureuses de Saint-Amand,* publiée en 1859 « nous avons vu d'excellents effets des boues dans des paralysies dues à des maladies de la moëlle épinière. »

Champardon dit, dans son *Guide* thérapeutique aux eaux minérales publié, à Paris en 1884, avec préface de Dujardin-Beaumetz, que « les eaux de Saint-Amand sont très utiles dans l'atonie de la vessie, les paralysies spéciales ou locales de cet organe, la goutte, la gravelle... »

A. Rotureau, s'exprime ainsi, dans son *Dictionnaire encyclopédique des sciences médicales :* « L'effet principal de l'eau de Saint-Amand est de réveiller l'appétit et de favoriser la digestion. Elle a aussi une action laxative pendant les premiers temps ; elle est manifestement diurétique à tous les moments de son emploi.

L'observation prouve encore aujourd'hui que l'action diurétique, laxative ou fondante de l'eau de Saint-Amand expulse, en général, le sable des urines ou les calculs hépatiques dès les premiers jours de son emploi. Les mêmes remarques sont applicables au catarrhe des organes urinaires.

La scrofule, caractérisée par un commencement de coxalgie outre les phénomènes habituels de cette diathèse, se trouve très bien d'un traitement par les eaux à l'intérieur, en même temps que par l'application locales des boues.

Il en est de même de la syphilis constitutionnelle et larvée, dont les accidents secondaires et tertiaires sont améliorés ou dénotés par l'usage interne des eaux et l'administration des boues. »

Voici, enfin, un extrait d'un rapport sur les vertus médicales des Eaux et Boues de Saint-Amand, présenté au conseil d'hygiène de Valenciennes, par la commission spéciale nommée à cet effet et composée du docteur Manouvriez, membre correspondant de l'Académie de médecine, rapporteur, du docteur Tauchon et du chimiste Pesier.

« Les Boues de Saint-Amand s'adressent à de nombreuses et sérieuses maladies. En première ligne se placent les affections rhumatismales chroniques des muscles et des articulations, spécialement l'engorgement avec tuméfaction des ligaments des gaines tendineuses et du tissu cellulaire périarticulaire, surtout lorsque le mal n'est ni trop ancien ni trop profond ; néanmoins, les lésions de la capsule synoviale, des cartilages ou des surfaces osseuses elles-mêmes peuvent être améliorées ou guéries complètement, sous l'influence de plusieurs saisons successives ou espacées.

Les bains de boues résolvent les engorgements du tissu cellulaire périarticulaire chez le goutteux, et la coxalgie scrofuleuse au début a pu être corrigée par la cure externe et interne de Saint-Amand.

Les entorses, les suites de fractures et de luxations, les plaies et les ulcères des os et des parties molles, les atrophies musculaires localisées et les suites de blessures par armes de guerre sont avantageusement traitées par les applications topiques de ces boues minérales.

Les Boues réussissent aussi très bien dans les maladies du système nerveux central et périphérique par refroidissement, entraînant certaines paralysies du mouvement et du sentiment et des névralgies faciales, intercostales et sciatiques rebelles.

L'eczéma et le pityriasis guérissent presque toujours à Saint-Amand.

Dans les gravelles rénale et hépatique, le sable des urines ou les calculs biliaires sont généralement expulsés, dès les premiers jours de l'usage interne des eaux. Celles-ci modifient heureusement le catarrhe des voies urinaires.

Les affections utérines sont souvent soulagées et quelque-

fois guéries par les douches et surtout par les bains de
boues.

Citons encore les bronchites chroniques des rhumatisants
et des herpétiques, qui ont été considérablement amendées
par les eaux et les bains de boues.

Enfin la cure mixte de Saint-Amand améliore ou dénote les
accidents secondaires et tertiaires de la syphilis constitutionnelle et larvée. »

M. le docteur Félix Isnard, qui fut pendant 23 ans médecin.
inspecteur de nos thermes, a publié dans plusieurs brochures
le résultat de ses nombreuses observations sur l'action phy-
siologique et médicale des Boues et des Eaux minérales de
Saint-Amand.

« Les effets physiologiques des bains, dit-il, sont de déterminer vers la peau un véritable état fluxionnaire qui réveille la
vitalité des parties, stimule la nutrition interstitielle et régu-
larise aussi bien la distribution de l'influx nerveux que la
circulation des capillaires. Par ce mécanisme complexe, les
boues agiront tantôt comme médicaments stimulants et to-
niques, tantôt comme révulsifs et calmants, tantôt comme
résolutifs. Ces effets sont puissamment aidés par la douche
qui, dans la plupart des cas, précède la boue qui, par, la rou-
geur qu'elle appelle à la peau, augmente la faculté absor-
bante de cette membrane.

Dès les premiers jours du traitement, les malades éprouvent
souvent des démangeaisons et leur corps se couvre d'une
légère éruption, phénomène connu sous le nom de *poussée*.
Chez certains baigneurs les douleurs se réveillent et augmentent dans la boue ; chez d'autres, il survient des fourmil-
lements, des crampes et des élancements très pénibles, mais
passagers. Tous ces phénomènes ne doivent point inquiéter;
jamais ils n'ont de suites fâcheuses : tout au contraire, ils
annoncent que le remède produira son effet.

Il arrive également ici, comme après l'usage de certaines
eaux, que l'amélioration ne se fait sentir que longtemps après.
Tous les médecins qui ont exercé à nos thermes citent des
observations d'individus qui, étant partis de Saint-Amand
ni guéris, ni même soulagés, étaient étonnés de voir, après
quelques mois, leurs douleurs diminuer pour disparaître
complètement et sans retour. C'est là un fait que tout malade

doit savoir, afin qu'il se tienne en garde contre l'impatience et le découragement qui lui sont naturels. »

Ce savant et habile praticien range les affections traitées à l'établissement thermal de Saint-Amand, en quatre groupes, en se basant sur leur nombre ou la fréquence de leur curabilité. Ce sont en allant du plus au moins :

1· Les rhumatismes chroniques, articulaires ou musculaires, simples, noueux ou goutteux et les gouttes chroniques avec ou sans, tophus, traités aux Boues de Saint-Amand, dans la proportion de 65 0/0, sont de toutes les affections, celles qui retirent le plus grand bienfait de la médication thermale. On peut dire que tous les cas, sans exception, y sont améliorés et qu'un bon nombre y sont guéris.

L'eau en boisson est, dans le traitement du rhumatisme et de la goutte, un tel auxiliaire de la boue qu'on n'hésite pas à la mettre presque au même rang que cette dernière, à Saint-Amand du moins. Les eaux de Saint-Amand, en effet, sont très diurétiques, peu chargées de sels et d'une légèreté extraordinaire pour l'estomac, ce qui permet de les donner à une très haute dose (12 à 20 verres dans les 24 heures). Sous leur influence, la diurèse prend une activité prodigieuse, et des quantités considérables d'acide urique sont éliminées dans les urines.

2· Les engorgements articulaires chroniques, à formes si multiples, suites d'arthrites spontanées ou traumatiques, les entorses, les coxalgies, les tumeurs blanches, les hydarthroses, etc. A ce groupe nous rattacherons les ankyloses incomplètes, les atrophies et rétractions musculaires et ces innombrables états pathologiques caractérisés par une roideur des tissus fibreux ou musculaires et succédant à des lésions traumatiques et particulièrement aux coups de feu.

Dans tous ces cas, traités à St-Amand dans la proportion de 20 0/0, on peut dire, sans exagération, que les boues font merveille. Même dans les cas les moins heureux, une amélioration plus ou moins grande s'est toujours manifestée.

3· Les affections du système et des centres nerveux:

D'un côté, les paralysies si variées par leur siège et surtout leur nature, et l'ataxie locomotrice ;

De l'autre, les névralgies du tronc et des membres,

surtout la sciatique; et quelques névroses, telles que la chorée.

« J'affirme, dit le docteur Isnard, que la vieille réputation des Boues de Saint-Amand, dans le traitement des *paralysies* n'est nullement usurpée.

A part les cas de paralysies dues à une lésion ancienne et irréparable des centres nerveux, reconnus d'emblée incurables et que dès lors on juge inutile de soumettre à la médication thermale, tous les autres cas en retirent une amélioration, souvent minime, il est vrai, mais d'autres fois très appréciable et, dans maintes circonstances, une guérison réelle et durable.

Les paralysies et les *ataxies* ont été de ma part l'objet d'une étude très attentive et très intéressante et, en relevant les observations de ces vingt dernières année, je suis heureux d'apporter des résultats bien encourageants pour les pauvres malades atteints de ces terribles affections, » et il cite deux cas de paraplégie complète de cause traumatique radicalement guéris, l'un en une saison, l'autre en deux.

4· Enfin les affections cutanées et syphilitiques.

Voyons maintenant quelles sont les propriétés thérapeutiques et hygiéniques des eaux minérales de Saint-Amand :

D'une manière générale, dit le docteur Isnard, les eaux de St-Amand activent les sécrétions, facilitent la circulation capillaire et réveillent par là le travail de nutrition interstitielle de nos tissus. De là dérivent leurs propriétés thérapeutiques et leurs indications dans les différentes affections et états pathologiques dont nous allons parler.

Elles sont *digestives* et *laxatives*. Par l'acide carbonique et les substances salines qu'elles renferment, elles stimulent la muqueuse de l'estomac et augmentent la sécrétion des sucs gastrique et intestinaux; elles sont ainsi avantageusement employées contre les différentes dyspepsies, l'atonie de l'estomac et la constipation.

Elles sont éminemment *diurétiques*, propriété qui les rend efficaces dans le rhumatisme, la goutte et la gravelle. Très légères à l'estomac, elles peuvent dans ces différentes affections, être prises en très grande abondance et entraînent au dehors, par une sorte de lixiviation à travers les reins, l'acide urique en excès dans le sang. »

Nous avons su que les médecins ont, dès le XVIIe siècle, reconnu l'efficacité des Eaux de Saint-Amand dans le traitement du rhumatisme, de la goutte et de la gravelle.

« Par leur action sur la peau et les glandes sudoripares, les Eaux de Saint-Amand sont *dépuratives* et trouvent leur emploi dans les affections cutanées et syphilitiques, dans le lymphatisme et la scrofule. Elles ont la précieuse propriété de rappeler au dehors le virus syphilitique caché, qui apparaît au dehors sous forme de macules, d'erythèmes, de vésicules (eczéma) ou de pustules (ecthyma), et sont ainsi comme une pierre de touche qui éclaire le médecin et lui permet d'appliquer la médication spécifique.

Par l'activité qu'elles impriment au travail de nutrition interstitielle elles sont puissamment *résolutives* et agissent efficacement dans les engorgements en général. Depuis longtemps, elles sont vantées contre les engorgements du foie, du pancréas et de la rate, contre ceux des ovaires et de l'utérus, ce qui les avait fait regarder, par les médecins du siècle dernier, comme *spécifiques* dans la stérilité; contre les prostatites chroniques et contre les engorgements lymphatiques des membres inférieurs tels qu'on les rencontre si fréquemment après les phlébites et les métrites puerpérales.

Enfin, en tant qu'eaux sulfureuses, les eaux de St-Amand *modifient* avantageusement les muqueuses. Employées en boisson, en bains ou en inhalations elles sont très efficaces dans les affections chroniques des voies aériennes (pharyngite granuleuse, laryngite, bronchite) et dans les catarrhes de la vessie.

Les eaux minérales de Saint-Amand sont très efficaces.

1· Dans les dyspepsies, surtout les dyspepsies atoniques, résultant des excès de table et de l'abus des boissons alcooliques, dans le pyrosis, contre la constipation des gens sanguins et hémorrhoïdaires, laquelle amène si fréquemment des céphalalgies ;

2· Chez les rhumatisants, les goutteux et les graveleux; dans ces cas, elle est souveraine par la prompte et abondante diurèse qui accompagne son injestion et c'est avec raison que l'on a dit que l'eau de Saint-Amand était l'*eau des goutteux*.

3· Dans les engorgements des viscères et des organes intérieurs, foie, pancréas, rate, ovaire et utérus et dans ceux de prostate ;

4· Chez les personnes atteintes ou menacées de pharyngite granuleuse, de laryngite chronique, de catarrhe des bronches ou de la vessie ;

5· Dans les affections cutanées, soit congénitables, acquises ou dues à un virus spécifique, chez les dartreux, les herpétiques et chez ce nombre considérable de personnes ayant ce qu'on appelle vulgairement un vice ou une acreté de sang, se traduisant par des chaleurs, des démangeaisons, des rougeurs ou des éruptions à la peau.

« L'eau en boisson, dit M. le Docteur Isnard, dans son *Aperçu général sur les affections traitées à l'établissement thermal de Saint-Amand,* est dans le traitement du rhumatisme et de la goutte, un tel auxiliaire de la boue, que je n'hésite pas à la mettre presque au même rang que cette dernière, à Saint-Amand du moins. Les eaux de Saint-Amand, en effet, sont diurétiques, peu chargées de sel et d'une légèreté extraordinaire pour l'estomac, ce qui permet de les donner à une haute dose. Sous leur influence, la diurèse prend une activité prodigieuse et des quantités considérables d'acide urique sont éliminées dans les urines. »

Mais l'eau minérale de Saint-Amand n'est pas seulement l'*eau curative*, par excellence, des *arthriques*, c'est-à-dire, des *rhumatisants*, des *goutteux* et des *graveleux*, c'est aussi une *eau hygiénique de table,* qui stimule l'appétit et facilite la digestion. L'eau de la source Vauban, dont le débit est de 18.000 litres à l'heure, est plus riche en gaz anhydride carbonique et plus pauvre en gaz hydrogène sulfuré que les *sources d'Arras* ou *de l'Evêque d'Arras,* de la *Petite-Fontaine,* du *Pavillon ruiné,* et de l'*Antique Fontaine-Bouillon,* cette eau limpide, gazeuze agréable au goût est surtout exportée comme *eau de table.* Prise dans le fond de la source, avec tout son gaz carbonique et mise dans des bouteilles bien bouchées, elle se conserve très longtemps. A l'Exposition universelle de Paris, en 1889, la source Vauban, qui était très demandée par les visiteurs du pavillon des eaux minérales, a obtenu du jury une médaille d'argent. Les eaux des Fontaines Bouillon et d'Arras sont surtout utilisées pour les besoins du service de bains et de la buvette.

Les baigneurs boivent l'eau de la Fontaine d'Arras, ou celle de la source Vauban, entre ou pendant les repas, soit pure, soit mélangée au lait et au vin ; la matinée est le moment le plus favorable à son ingestion.

L'établissement thermal de 1814 à nos jours.

Le 6 Avril 1814, l'empereur Napoléon abdique, après avoir laissé échapper ces tristes paroles : « Laisser la France sans frontières quand elle en avait de si belles ! La laisser si petite après l'avoir reçue si grande ». La France républicaine avait atteint le but, poursuivi par l'ancienne monarchie française, les frontières naturelles de la Gaule. L'Empire les lui fit perdre. C'était l'arrêt du 18 brumaire par son auteur. Le 29 avril 1814, notre municipalité envoie au comte de Provence, qui va faire son entrée à Paris le 3 mai, sous le nom de Louis XVIII, une adresse lui rappelant qu'il avait daigné venir à l'établissement thermal de St-Amand en 1775. Ce qui n'empêchera pas le gouvernement de la Restauration, non seulement de ne rien faire pour notre établissement thermal, mais de supprimer l'hôpital militaire.

Le procès-verbal de la séance du conseil municipal du 30 août 1817, nous apprend que l'hôpital militaire a cessé de recevoir des officiers et soldats malades : « L'établissement militaire des Eaux et Boues minérales qui servait autrefois d'hôpital militaire, est aujourd'hui absolument abandonné. Les lits militaires et autres objets mobiliers ont été vendus par ordre et au profit de l'Etat ».

Pendant l'occupation étrangère de 1814 à 1818, l'établissement thermal reçut très peu de malades. Notre ville qui ne devait d'abord loger que 1000 *alliés* formant un régiment anglais d'infanterie, s'est vue en outre chargée successivement du logement : 1· d'un contingent d'artillerie à cheval ; 2· d'un contingent hanovrien fort de 225 hommes et de 192 chevaux. Elle fut obligée de payer, en outre, pour les corps de garde 210 francs, pour indemnité aux différents propriétaires des terres, sur lesquelles s'exerçait le régiment anglais stationné à St-Amand, 2628 francs ; pour les guérites 206 francs, pour les écuries réquisitionnées par la cavalerie anglaise et hanovrienne 1303 francs.

Cette humiliante occupation coûtait à notre ville plus de 4000 francs par an. Ce qui n'empêchait pas les troupes alliées de piller très souvent le bourgeois et surtout le paysan déjà si éprouvé par la disette de 1816, qui était devenue, au printemps 1817, famine. Le prix du pain s'éleva alors jusqu'à 24 sous la livre. Grâce à l'heureuse intervention, en notre faveur, d'Alexandre, empereur de Russie, qui fit hâter l'évacuation du territoire français, les troupes dites alliées quittèrent enfin St-Amand, le 25 octobre 1818.

En 1829, l'établissement thermal ne fut fréquenté que par 16 baigneuses et 28 baigneurs. L'adjudicataire-directrice était Melle Honorine Lemaire et le médecin-inspecteur le docteur Delannoy, qui a rempli et transmis, après cette saison, au préfet le bulletin suivant :

Eaux et boues de St-Amand, en 1829

NOMBRE des personnes qui ont fréquenté les eaux		MALADIES dont elles étaient affectées	TRAITEMENT ET EFFETS
HOMMES	FEMMES		
7	4	Paralysie.	Elles ont éprouvé un mieux très sensible, deux surtout qui étaient affectées d'une manière grave
4	»	Cicatrices adhérentes et faiblesse consécutive.	Elles ont pris 25 à 30 bains de boue et autant de douches et sont parties beaucoup mieux.
2	3	Tumeurs blanches.	État grandement amélioré,
2	»	Rhumatisme arthritique chronique.	Ces deux personnes ont pris sans succès les boues et douches et les eaux en boisson.
4	3	Rhumatismes musculaires chroniques.	Un mieux sensible en est résulté : des boues, des bains et des eaux en boisson.
6	2	Maladies des voies urinaires, gravelle.	De ces 8 malades, 4 ont été guéris, 2 beaucoup mieux, 2 ont éprouvé du soulagement.
	3	Engorgements des organes génitaux.	Grande amélioration produite par l'usage des boues et des eaux en boisson.
1	1	Dartres invétérées, éléphantiasis.	Un s'est trouvé mieux — l'autre presqu'octogénaire n'a pu être soumis aux remèdes.
2	2	Entorse ancienne claudication.	Après 28 bains généraux et autant de douches, ces deux malades ont été guéris.
28	16		

Bulletin de la Saison de 1831.

NOMBRE des personnes qui ont fréquenté les eaux		MALADIES dont elles étaient affectées	TRAITEMENT ET EFFETS
Hommes	Femmes		
8	»	Affection rhumatismale.	4 ont éprouvé amélioration sensible
	2	Tuméfaction.	Parties mieux après usage des boues et des eaux en boisson.
5	1	Faiblesse musculaire	4 ont obtenu un notable soulagement.
7	1	Maladies des voies urinaires.	Etat amélioré au départ.
3		Maladies de la peau.	Une personne guérie, 2 mieux sensibles.
1	»	Affection scrophuleuse.	Soulagement par douches, boues et eaux en boisson.
	1	Paralysie.	Beaucoup mieux à son départ.
2	3	Affection nerveuse.	2 se sont trouvées mieux.
1	1	Atrophie partielle des membres.	Parties dans une meilleure disposition.
3	1	Hémiplégie.	Sont parties beaucoup mieux.
1	3	Obstruction, maladie de l'abdomen.	3 n'ont eu qu'à se louer de l'effet des eaux.
	2	Maladie lymphatique et du foie.	Ces personnes n'ont pas consulté.
1	»	Maladie de l'articulation du genou.	Ce malade est parti guéri.
»	1	Ankylose du genou.	Grande amélioration produite par les boues, les douches et les eaux en boisson.
1	»	Fracture comminative	Malade parti mieux.
38	16		

Ces eaux ont eu quelque efficacité en 1831, malgré la température constamment contraire.

Le Médecin-Inspecteur des Eaux,

Docteur DELANNOY.

Bien que l'établissement fût dans le délabrement le plus complet, 67 hommes et 23 femmes malades s'y rendirent en 1834 pour y trouver la guérison, ou du moins un soulagement à leurs maux.

Le 27 juillet 1835, l'Etat cède gratuitement l'établissement

thermal et toutes ses dépendances au département du Nord, à
charge de pourvoir à l'exécution des travaux nécessaires à
son bon fonctionnement. Le préfet fait immédiatement dressé
par MM. Mallet et Debaralle, un projet de restauration et le
conseil général émet le vœu que ce projet, dont le devis
s'élève à la somme de 234,276 fr. 92, soit adopté et que, la
concession, à long terme, de l'établissement thermal soit
mise en adjudication. Il vote ensuite une prime de 25000 fr.
payable en cinq annuités, en faveur du concessionnaire, qui
s'engagerait à exécuter les travaux dans l'espace de quinze
mois et qui donnerait les sûretés nécessaires pour la conservation et l'entretien des bâtiments concédés.

Pendant la session du 24 août 1837, le conseil général
arrête la nomination d'une commission de surveillance pour
la restauration de l'établissement thermal de Saint-Amand.
Cette commission devait intervenir : 1° Pour faire ramener les
plans et devis à une dépense 95000 fr. 2° Pour faire ensuite
procéder à la concession des travaux de l'établissement thermal pour 27 ans, avec la mise aux enchères d'un loyer annuel
dont le *minimum* est fixé à deux mille francs. Le Conseil
décide que l'allocation de 50000 francs, pour l'exécution de
la totalité des travaux repris aux premiers plans et devis,
jointe à celle de 25000 francs, que l'Etat voudra bien maintenir, s'appliquera à la restauration restreinte à 95000 fr. pour
former une prime de 75000 francs pour le concessionnaire.
Il réserve toutefois au préfet la faculté de traiter de gré à gré
sur soumission, et en cas de concurrence par voie d'adjudication, si un ou plusieurs amateurs se présentaient, avant
l'accomplissement des dispositions ci-dessus, pour traiter de
l'ensemble de l'établissement aux conditions précédentes.
Aucun adjudicataire sérieux ne se présenta, car nous voyons
le conseil général, dans la séance du 3 septembre 1838, ap-
prouver un nouveau devis de restauration des thermes de
St-Amand. Ce devis s'élevait à la somme de 94000 francs. Il
autorise néanmoins le préfet à traiter, avant l'adjudication
avec les personnes qui se présenteraient pour l'exécution du
premier projet montant à 234,276 francs 92.

Les travaux furent, enfin, adjugés, le 7 mars 1839, par voie
de concession, à l'amateur, qui se contentait de la moindre

durée de jouissance, au-dessous du maximum de 99 années. Picq et Liermain furent déclarés concessionnaires pour 27 ans, moyennant un loyer annuel de 2050 francs, et à charge d'exécuter, jusqu'à concurrence, d'une somme de 95000 fr., les travaux nécessaires à la réédification des bâtiments. Le département accorda pour cet objet une allocation de 50000 francs et le gouvernement une de 25000 francs.

Notre établissement comprenait, avant l'exécution de ces travaux, douze salles de bains, soixante-douze cases de boues et six salles dans lesquelles les malades recevaient des douches descendantes, ascendantes ou latérales. Après les travaux exécutés à cette époque, en 1840 et en 1858 les thermes de Saint-Amand, heureusement transformés se composèrent alors, d'un long bâtiment contenant les logements nécessaires à une centaine de malades. A l'extrémité nord de ce bâtiment, au centre d'un large couloir, conduisant aux aux vingt-quatre cabinets de bains et de douches et au bassin de boues, jaillissait la Fontaine Vauban. Une rotonde vitrée, construite en 1820, renfermait le bassin de boues d'une superficie de 729 mètres carrés, divisé en soixante-deux cases. Perpendiculairement au grand bâtiment, dont nous venons de parler, s'étendait, sur une longeur de quarante mètres, une belle salle de jeux, à l'extrémité de laquelle était la chapelle où on disait la messe tous les dimanches et jours de fête.

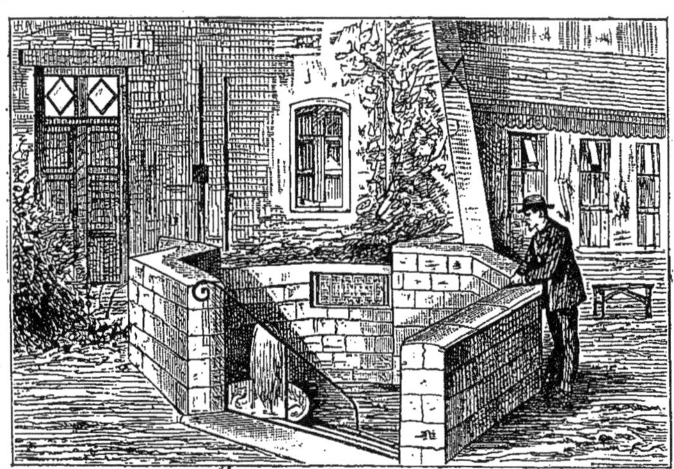

La Fontaine Vauban.

On établit des douches plus puissantes, on augmenta le confortable des bains d'eau et de boue etc. On embellit les jardins, les allées qui conduisaient aux belles charmilles et à la magnifique avenue du Prince.

La compagnie fermière actuelle, sous l'habile direction de M. A. Grégoire, a complètement métamorphosé notre vieil établissement thermal. Depuis quinze ans, son dévoué et sympathique directeur n'a cessé d'en augmenter le confort, d'y rendre la vie agréable, même à ceux qui ont contracté l'habitude de toutes les commodités du *at home*.

Plus de cent chambres, grandes et petites, situées au rez-de-chaussée et au premier étage, sont mises à la disposition des baigneurs. De toutes ces chambres, les malades peuvent, sans s'exposer aux intempéries, se rendre par de vastes corridors, soit à la rotonde des boues et dans les salles du service hydrothérapique, soit dans les salons, salle à manger, chapelle, billards ou verandah.

A l'annexe de la partie principale des bâtiments, l'établissement possède une chapelle assez vaste, où les pensionnaires religieux vont régulièrement, le dimanche matin, avant leur bain, entendre la messe.

Ils peuvent, en dix minutes, se rendre à pied à l'église de la Croisette, ancienne chapelle abbatiale bâtie en 1649, par l'abbé Du Bois, comme le prouvent ses armes et sa devise qui décorent extérieurement l'abside. Dans le chœur de cette chapelle, récemment agrandie et transformée en église, on voit à droite du maître-autel les armes de l'abbé Nicolas Du Bois: *d'or à trois fasces de sable* avec sa devise *Pacifice*; à gauche les armes de l'abbaye de St-Amand: *my party d'or à l'aigle esployée de sable berquée et membrée de gueules le deux d'azur semé de fleurs de lys d'or*, avec la belle devise *Fraternitatem diligite*.

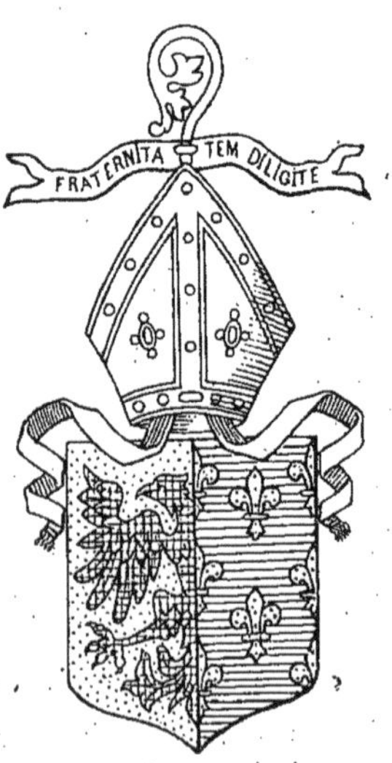

Armes de l'abbaye de St-Amand.

Une rotonde, sans pareille en France et à l'Étranger construite en 1840, mais considérablement agrandie et embellie dans ces dernières années, véritable merveille de construction fait l'admiration non seulement des malades, mais encore de tous ceux qui viennent visiter l'établissement pendant la saison.

Les lecteurs qui ne connaissent pas la station balnéaire de Saint-Amand liront avec intérêt ce résumé des améliorations considérables qui y ont été apportées.

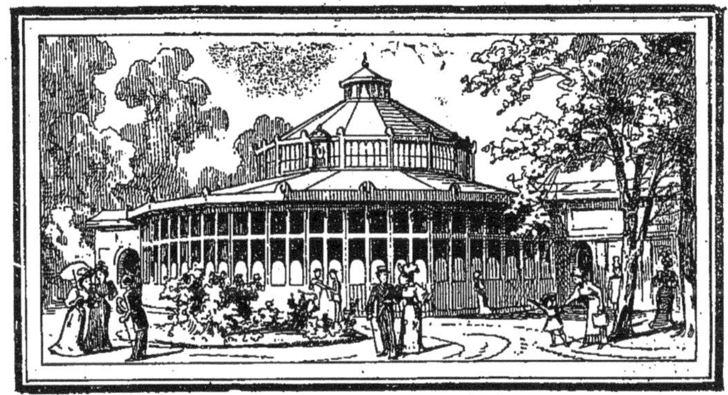

Vue extérieure de la rotonde.

Cette rotonde des boues a une hauteur de dix mètres et trente de diamètre. Elle est composée de cent-vingt cases — elle n'en comptait que soixante-huit il y a seulement quelques années — séparées par une cloison de chêne, ouvertes au-dessous, afin que les boues puissent être sans cesse traversées de bas en haut par d'innombrables petites sources qui viennent sourdre à leur surface.

L'immense toit qui recouvre la rotonde est supporté par des colonnes garnies de pitchepin; l'intérieur est magnifiquement décoré de carreaux céramiques et les frises à l'aide de faïences de toutes couleurs. Le plafond est couvert en pitchepin, le sol en mosaïque. La partie de la rotonde qui fait face à l'entrée est vitrée avec des verres dépolis. Enfin le soubassement qui produit le plus joli effet, est fait à l'aide de pierre de la Vallée heureuse.

Les bains de boues ont une durée variable selon l'âge, le

sexe, la constitution du malade, etc. Elle est généralement longue: rarement moindre que de deux heures, elle atteint le plus souvent quatre heures. Leur température est de 26° environ dans toutes les saisons de l'année.

Leur température suffisante pour certaines contitutions et dans certains moments de l'été, ne l'est pas pour le plus grand nombre et dans les temps ordinaires, aussi a-t-on dû chercher les moyens de l'élever sans nuire à l'efficacité des boues. Différents systèmes ont été proposés ou appliqués, consistant : les uns à mélanger la boue avec de l'eau chauffée, les autres à faire traverser les cases par des tuyaux remplis d'eau chaude ou de vapeur. M. le docteur Charpentier, ancien directeur de l'établissement, se servait d'appareils remplis de sable fortement chauffé qui, placés dans la boue de chaque case, une heure avant que le malade y entrât, en élevait la température de 8 à 12 degrés. Aujourd'hui le sable a été remplacé avantageusement par des serpentins de vapeur, qui chauffent les cases des baigneurs à la température que le docteur ordonne.

Ce perfectionnement du chauffage des boues n'a été apporté seulement que depuis ces dernières années.

Le service balnéaire commence de grand matin aux thermes de St-Amand. Dès cinq heures, on ouvre les fontaines de la rotonde et les cabinets des bains et des douches. Ceux à qui les docteurs n'ordonnent que des bains de boue d'une heure ou deux, peuvent naturellement commencer plus tard, il en est même, qui ne rentrent jamais dans leurs bains qu'à huit ou neuf heures.

A onze heures, le service des boues est généralement terminé

On a comparé quelquefois le mode d'administration des boues de Saint-Amand à celui de Franzensbad, en Bohême. A Franzensbad, on va chercher dans un terrain argileux, riche en substances actives, un limon minéral (*mineralmoor*) que l'on délaye dans une baignoire avec de l'eau de la source de Louisensquelle. Le malade isolé prend son bain de boue comme on prend un bain ordinaire dans un cabinet particulier.

Combien le mode de Saint-Amand est plus efficace ! Ici les bains sont pris à la source même, dans une case à toute minute traversée par une nouvelle eau qui vient charger la boue d'éléments minéralisateurs nouveaux, dans un bassin d'où se dégage sans cesse du gaz hydrogène sulfuré ; ils sont pris en quelque sorte, en société, ce qui a l'avantage de faire supporter facilement, et même avec plaisir, leur longue durée, sans toutefois que la plus scrupuleuse décence en soit exclue.

Chaque case est d'ailleurs entourée d'une tente mobile supportée par une armature des plus élégantes qui permet au malade de s'isoler, s'il le désire.

Chaque malade, pendant toute sa saison, a sa case à lui, dans laquelle personne autre ne se baigne; plongé dans la boue dont la poussée le rejetterait sans l'obstacle du plancher, il est très rapproché des cases voisines. Lorsque les malades émergent trop, les garçons de salle (ou les baigneuses pour les dames) les repoussent par le sommet du crâne, tout en circulant incessamment à travers les têtes, pour essuyer les faces mouillées de sueur et donner à boire aux uns et autres des verres d'eau sulfureuse.

Presque tous les malades déjeûnent généralement lorsqu'ils sont enfoncés dans la boue ; certains se livrent à des conversations avec leurs voisins, font des parties de carte, de dames ou d'échecs; d'autres écrivent leur courrier tout comme s'ils étaient dans leur bureau ou goûtent le plaisir de la lecture — car il y a à l'Établissement Thermal une bibliothèque où les baigneurs peuvent trouver les ouvrages plus récemment parus.

Quand le malade a terminé son bain, il appelle l'un des garçons de salle qui vient le sortir de la boue, après avoir préalablement abaissé les quatre rideaux que supportent de hautes et élégantes tringles.

Après leur sortie, les malades sont enveloppés d'un peignoir écru, renversés sur un siège à roulettes, puis sont conduits vers les cabines de la rotonde. Là, ils se plongent dans un bain d'eau pure qui leur a été préparé: en moins de cinq minutes, ils sont débarrassés par le servant — ou par les servantes, quand il s'agit des dames — de la boue qui est adhérente à leur corps, puis ils se rhabillent.

Cette sortie de la boue est ce qui paraît le plus terrifiant aux nouveaux venus; mais il faut bien s'y soumettre et bientôt les prévenances délicates du personnel de la rotonde ont raison des répugnances les plus obstinées.

Ces baignoires dans lesquelles les malades sont conduits

en sortant de la rotonde, sont vastes, solidement construites en ciment teinté et garnies de pitchepin.

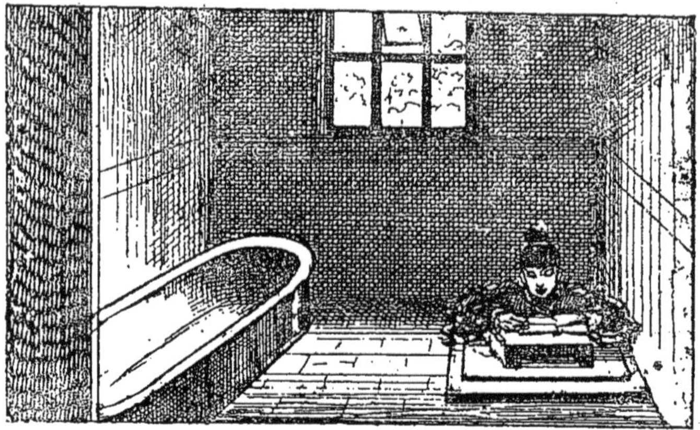

Il existe des cabines contenant à la fois la case et la baignoire, ainsi que le montre le dessin ci dessus.

Le bain de boue chaud et prolongé n'est pas le mode unique de traiter les rhumatisants, les goutteux et les autres maladies à l'Établissement Thermal de Saint-Amand. Outre l'absorption de l'eau minérale, il y a encore un autre moyen adjuvant : c'est la douche.

La douche, précédant ordinairement le bain de boue, donnée sur les articulations malades, les prépare utilement à recevoir l'action du bain boueux. Cet effet est surtout manifeste dans les rhumatismes noueux et atoniques. Il est encore nombre de maladies guéries au sujet desquelles M. Thiroux le docteur de l'établissement a eu à constater les effets bienfaisants des douches administrées soit avant soit après le bain de boue.

Aussi comprendra-t-on tout le soin qu'a mis la direction de l'établissement à organiser ce service de douches qui est en quelque sorte, pour la plus grande partie des maladies traitées à Saint-Amand, le complément quasi indispensable du service des boues.

Il y a à peine cinq ou six années, il n'existait qu'une salle de douches des plus primitivement organisées ; il en existe aujourd'hui trois, pour les hommes et les dames, dont l'installation est des plus soignée et qui peuvent rivaliser avec celles de nos plus grandes stations thermales.

Ces salles sont confortablement installées : les parois sont garnies de carreaux céramiques avec barres d'appui nicke-lées le plafond est décoré en faïences ; le jour arrive par le haut ; des vasistas ont été aménagés pour l'évacuation des vapeurs ; enfin des treillis en pitchepin recouvrent le sol afin d'éviter aux baigneurs d'avoir complètement les pieds dans l'eau pendant qu'ils reçoivent leur douche.

Les appareils les plus perfectionnés permettent au personnel de l'établissement préposé à ce service d'administrer les douches à la température que le docteur ordonne.

Les malades trouveront dans ces salles : les douches écosaise, cérébrale, ascendante en cloche, en pluie, rectale, vaginale, spinale et en cercle.

A côté des baignoires qui servent à la sortie des bains de boue et des trois salles de douches dont nous venons de parler, le service hydrothérapique de l'établissement de Saint-Amand comprend encore de nombreuses cabines très confortablement aménagées pour les bains simples, l s bains sulfureux et les bains de vapeur et une vaste salle de pulvé-risation renfermant les appareils les plus ingénieux pour le traitement des affections du larynx.

Ces appareils sont disposés de telle sorte que le malade peut, lui-même avec des verres gradués, s'administrer l'eau sulfureuse pulvérisée exactement comme le docteur la lui indique.

La compagnie fermière a construit dans ses dernières années une vérandah, afin de permettre aux baigneurs, les jours de mauvais temps, d'aller à l'issue du dîner, faire leur partie de cartes, de dames, de dominos ou d'échecs.

Cette vérandah est attenante à la salle à manger — ce qui permet aux baigneurs d'y aller prendre leur café sans avoir à sortir en plein air ; — elle est entourée de superbes massifs de verdure et de magnifique corbeilles contenant de nombreuses variétés de géraniums, de rosiers, de dahlias et d'œillets. De l'intérieur on découvre le vaste jardin potager de l'Établissement et le commencement de la belle forêt de Raismes.

A quelques pas de la vérandah a été installée une vaste

salle billard qui fait les délices des amateurs de ce genre d'exercice.

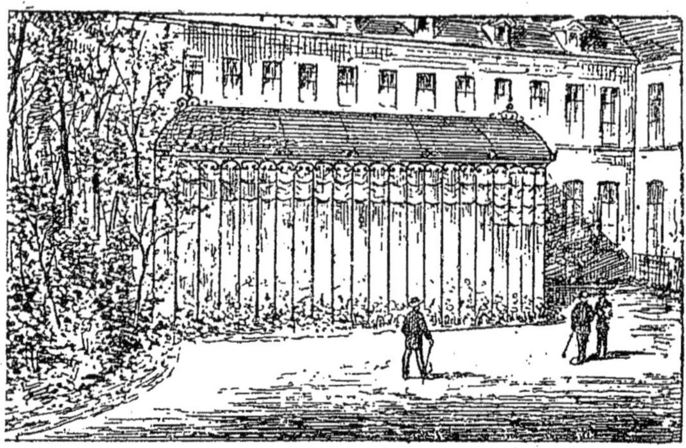

Depuis quelques années, l'établissement thermal s'est rendu adjudicataire, pour neuf ans, d'un lot de bois qui environne le parc et le jardin des thermes et qui, de l'avis des chasseurs les plus émérites, a toujours été réputé comme l'un des coins les plus giboyeux de la contrée.

Ce bois est l'un des sites les plus merveilleux du département et contient des arbres séculaires de toute beauté. Il est sillonné de part et d'autre par des allées soigneusement entretenues qui permettent aux baigneurs, l'été, avant l'ouverture de la chasse, d'aller faire les promenades les plus agréables.

Cette magnifique partie de forêt que l'établissement thermal s'est assuré au prix des plus grands sacrifices, fait, l'été, les délices des baigneurs et des visiteurs, et, l'automne, ceux des Nemrods qui viennent faire une dernière saison.

La pêche est encore une des distraction que l'on peut trouver à l'établissement, distraction qui demande plutôt de la patience que de la fatigue et que peuvent, en conséquence, se procurer facilement les malades qui aiment à taquiner le goujon.

La halte de Fontaine-Bouillon — ainsi nommée à raison de

sa proximité de l'établissement thermal — est située sur la
ligne de St-Amand à Blanc-Misseron, à 6 kilomètres de Saint-
Amand à 18 kilomètres de Blanc-Misseron.

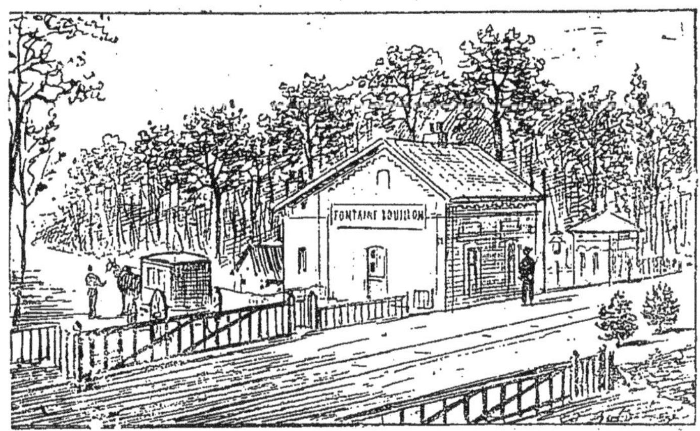

Elle se trouve presque sur la limite des forêts de St-Amand
et de Raismes qui couvrent 3.260 hectares, et dont les parties
les plus élevées, les plus sablonneuses, couvertes de pins
offrent aux baigneurs des promenades délicieuses et salutaires, l'air y étant très pur, vif, chargé d'essences et de vapeurs térébenthinées.

C'est assurément la station de chemin de fer qui offre le plus
de commodité aux personnes qui désirent se rendre à l'Établissement Thermal dont elle n'est distante que de cinq
minutes à peine, en voiture.

Jusqu'en 1894, la station de Fontaine-Bouillon n'était fré-
quentée que par un très petit nombre de voyageurs; d'ailleurs
les trains qui s'y arrêtaient étaient assez rares et passaient à
des heures qui n'étaient pas à la convenance de la plupart des
baigneurs.

Depuis, la Compagnie du chemin de fer du Nord, qui s'est
vivement intéressée à la marche progressive de l'Établissement
Thermal, décida, et c'est à sa louange, de faire sur la ligne de
Saint-Amand à Blanc-Misseron, un service de tramways dont
elle n'a certes pas à se repentir.

Alors qu'il n'y avait, à l'époque dont nous parlons que

quatre trains s'arrêtant, à l'aller et au retour, à la halte de Fontaine-Bouillon, il y en a aujourd'hui dix.

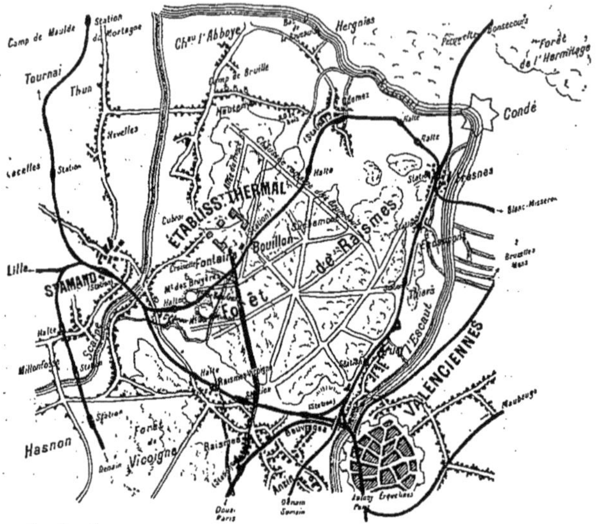

L'administration actuelle de l'établissement a aussi singulièrement facilité les correspondances.

Les télégrammes remis au bureau de l'Établissement sont transmis immédiatement par téléphone au bureau télégraphique de Saint-Amand qui, sur-le-champ, les réexpédie aux destinataires.

Alors qu'il fallait il y a deux ans une heure environ pour adresser une dépêche télégraphique, il ne faut plus aujourd'hui que cinq minutes seulement.

De plus le téléphone de l'établissement thermal de Saint-Amand est relié avec les bureaux téléphoniques de Paris, Lille, Seclin, Annœulin, Don, Dunkerque, Roubaix, Tourcoing, Halluin, Armentières et Valenciennes.

Malgré ces heureuses améliorations et surtout la grande valeur thérapeutique de ses Eaux et de ses Boues, les antiques thermes de St-Amand, si célèbres aux XVIIe et XVIIIe siècles, et qu'on laissa ensuite tomber en ruines, restent malheureusement, toujours au second plan. Les faire passer au premier n'est pas chose facile, car l'hydrothérapie minérale subit un peu l'empire de la mode.

TABLE DES MATIÈRES

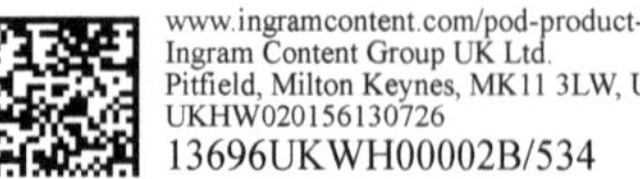